"一带一路"背景下
中医药对巴西贸易发展研究

RESEARCH ON THE DEVELOPMENT OF CHINESE
MED CINE TRADE WITH BRAZIL IN THE
CONTEXT OF "BELT AND ROAD"

张飚 李宏伟 杨丽 著

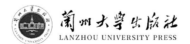

兰州大学出版社
LANZHOU UNIVERSITY PRESS

图书在版编目（CIP）数据

"一带一路"背景下中医药对巴西贸易发展研究 / 张飐，李宏伟，杨丽著. -- 兰州 ：兰州大学出版社，2025. 1. -- ISBN 978-7-311-06774-8

Ⅰ．R2-05；F737.77

中国国家版本馆 CIP 数据核字第 2024R8K954 号

责任编辑　郝可伟
封面设计　大雅文化

书　　名　"一带一路"背景下中医药对巴西贸易发展研究
　　　　　"YIDAI YILU"BEIJING XIA ZHONGYIYAO DUI BAXI MAOYI
　　　　　FAZHAN YANJIU
作　　者　张飐　李宏伟　杨丽　著
出版发行　兰州大学出版社　（地址：兰州市天水南路222号　730000）
电　　话　0931-8912613(总编办公室)　0931-8617156(营销中心)
网　　址　http://press.lzu.edu.cn
电子信箱　press@lzu.edu.cn
印　　刷　西安日报社印务中心
开　　本　710 mm×1020 mm　1/16
成品尺寸　170 mm×240 mm
印　　张　9.25(插页2)
字　　数　184千
版　　次　2025年1月第1版
印　　次　2025年1月第1次印刷
书　　号　ISBN 978-7-311-06774-8
定　　价　48.00元

作者简介

张　翩　男，汉族，1972年2月出生，中共党员，九三学社甘肃省第九届委员会委员。甘肃甘谷人，管理学博士，现任甘肃中医药大学卫生管理学院副院长，副教授（一级）。甘肃中医药大学现代服务业与服务贸易产教融合基地负责人。中国人口文化促进会中医药健康科普分会副会长。硕士研究生导师。九三学社中央委员会参政党理论研究中心研究员。2010年以来，发表学术论文200余篇，出版专著与教材30余部，主持、参与省部级、市厅级科研项目80余项和参与国家社会科学基金重点项目1项，获省部级优秀科研成果奖、厅局级科研成果奖30余项，主持制订国家标准1项和省级地方标准2项，取得发明专利1项、实用新型专利1项、软件著作权8项，科研成果被省部级领导批示、省部级和厅局级单位采纳18项。

李宏伟　男，汉族，1978年1月出生，中共党员，甘肃陇西人，华东师范大学教育领导与管理专业2021级博士研究生，现任甘肃中医药大学人文与外国语学院院长，副教授。从事高等教育管理和思想政治教育研究，已发表《"丝绸之路经济带"视域下西部欠发达地区发展国际医疗旅游进路探赜》《少数民族地区青少年民族团结教育研究》《大学生兼职行为五维度影响机理研究》等论文10余篇，主持教育部人文社科、甘肃省哲学社会科学规划项目等科研项目10余项，主编出版《通向健康之路》《"一带一路"背景下中医药对俄贸易发展研究》等专著。

杨　丽　女，汉族，1973年11月出生，中共党员，甘肃定西人，硕士，现任甘肃中医药大学教师，从事医疗健康产业、国际经济贸易等教学与研究。甘肃省省级医养结合专家库专家，甘肃省人口学会理事，甘肃省中医药发展政策研究智库研究员等。已发表《甘肃国际贸易与国际物流协同发展研究》《甘肃体育产业与中医药文化及养生保健、旅游产业融合发展的路径选择》等论文40余篇，主持、参与国家级、省部级和厅局级科研项目30余项，取得发明专利、实用新型专利、软件著作权各1项；出版论著《电子电商网络营销战略研究》《"一带一路"背景下中医药对俄贸易发展研究》等近10部。

前　言

　　中医药学传至国外已有上千年的历史，随着我国改革开放政策的实施，中医药在巴西流传取得了前所未有的进展，越来越多的巴西人认识到中医、中药的良好治疗与保健作用。巴西作为南美洲最大的经济体，拥有丰富的生物资源和广阔的市场前景，对中医药的需求也在逐渐增长，中医药在巴西的发展呈现出乐观景象。

　　巴西医药市场国内生产严重不足，国产药品仅占市场需求的40%，需要大量进口医药原料和成品药，其中制药原料的主要来源是中国等国家。目前，巴西已是中国在拉美地区最大的贸易伙伴。2024年3月，首届拉丁美洲中医药大会暨第二届巴西中医药国际大会21日在巴西首都巴西利亚开幕。巴西卫生部一体化诊疗管理司司长马科斯•索阿雷斯说，以针灸为主的中医诊疗手段已经在85%的巴西城市得到应用，对提升巴西整体医疗水平发挥了重要作用，患者对疗效评价很高。大会主席、中国-巴西中医药国际合作基地首席执行官方芳表示，中医药正在逐渐走进巴西人的生活中，针灸、推拿等中医治疗方式已在当地具有较高认可度，针灸和耳针治疗还被纳入巴西国家医保体系。

　　随着社会发展、疾病谱改变、药源性疾病不断增多、健康观念转变，在世界范围内，回归自然、重视天然药物已经成为潮流。然而，由于巴西对中药的政策法律相对西药不均衡，对中药（中草药）的管理混乱，对中药进入巴西市场形成了许多政策法规壁垒，且国内尚缺乏对巴西中药（中草药）管理政策法规的深入研究，因此较大程度地制约了中药进入巴西市场。

　　本书通过浏览、查找、收集、汇总巴西天然药物（中草药）注册管理和中医管理的政策法规，深入分析和整理巴西中医药管理的政策法规，提出解决中医药进入巴西市场面临政策法规壁垒的对策，对中医药进入巴西市场及时准确把握规则、促进中医药在巴西发展有重要实用价值。本书适用于中药企业、药政管理人员、科研单位及有关社会各界人士阅读，亦可作为医药院校师生的参考书。

本书由甘肃中医药大学张飀副教授、甘肃中医药大学李宏伟副教授、甘肃中医药大学杨丽讲师所著。

本书受以下科研项目的大力支持和资助：甘肃中医药大学 2023 年教学研究与改革项目"习近平文化思想融入高校课程思政教学研究（ZHXM-202311）"；国家中医药管理局 2024 年度深化医改中医药政策研究自选课题"西北地区中医服务能力提升现状、评价及优化对策研究——以甘肃省为例（YGZXKT2024369）"；甘肃中医药大学 2023 年研究生教育教学研究与改革项目"研究生心理健康问题的影响因素与对策研究（309107030101）"；甘肃省高等学校创新基金项目"新时代甘肃省健康产业发展助推乡村振兴战略政策体系建设研究（2022A-074）"；2021 年甘肃中医药大学科学研究与创新基金项目"'一带一路'国家中医药文化传播现状、评价及其优化策略研究——以甘肃中医药大学为例（2021KCZD-6）"；甘肃中医药大学 2021 年度马克思主义理论与思想政治理论及哲学社会科学研究课题"新时代高校思政课教师考核评价体系建设研究——以甘肃中医药大学为例（2021SZSK-3）"；"甘肃发展普惠性居家养老服务对策研究（2021SZSK-5）"；四川中医药文化协同发展研究中心 2020 年课题"中医药文化的海外传播评价及其优化策略研究"；2024 年筑牢中华民族共同体意识宣传教育专项研究课题"铸牢中华民族共同体意识宣传教育的重大意义、基本特征与实践路径研究（高校组第 2 项）"；2024 年甘肃省反邪教工作研究课题"青少年学生群体防范抵御邪教的发展态势、综合评价和优化路径研究（GSFX〔2024〕010084）"；2024 年大中小学课程教材专项研究课题"高校教材质量保障体系构建及其实践研究（GSJC-Z2024004）"；2025 年度甘肃省高校教师创新基金项目"'银发经济'背景下甘肃省健康养老产业发展研究"。本书编写过程中参考、引用了相关著作、论文等研究成果，因篇幅所限，恕未能详尽列出，在此一并致谢。

由于作者水平所限，难免有疏漏和不当之处，恳请读者批评、指正。

作　者

2024 年 4 月

目　录

第一章　绪论

第一节　研究背景

　　"一带一路"倡议提出已有十年光景，该倡议包括了沿线 65 个地区和国家，人口总额占全球的 2/3，经济总量占全球的 29%，多数为发展中国家，倡议秉承共商、共享、共建的建设原则，旨在传承丝绸之路的精神，以实现沿线地区的互联互通，打造沿线合作伙伴经济、政治、金融、文化等方面的命运共同体，人类命运共同体离不开人类卫生安全领域的共同体构筑。2000 多年前，中医药已开始沿着古丝绸之路在沿线国家交流推广，成为中外商贸往来的重要内容。如今，随着健康观念和医学模式的转变，中医药交流合作成为共建"一带一路"高质量发展的新亮点。中医药文化是中华民族优秀传统文化的重要组成部分，是中医药学发生、发展过程中形成的精神财富和物质形态，是中华民族几千年来认识生命、维护健康、防治疾病的思想和方法体系，是中医药服务的内在精神和思想基础。无论是国内还是国外都是中医药文化继承和创新、展示和传播的重要场所，加强中医药文化建设，更好地保持发挥中医药特色优势、满足广大人民群众对中医药服务的需求，有利于提高国家核心竞争力。

　　中医药文化是中国传统文化的精髓与象征。2010 年 6 月，国家主席习近平在澳大利亚出席皇家墨尔本理工大学中医孔子学院受牌仪式发表讲话时指出："中医药学凝聚着深邃的哲学智慧和中华民族几千年的健康养生理念及其实践经验，是中国古代科学的瑰宝，也是打开中华文明宝库的钥匙。深入研究和科学总结中医药学对丰富世界医学事业、推进生命科学研究具有积极意义。"这一具有里程碑意义的重要讲话，开创了中医药文化对外交流与传播的新起点、新局面。中医药不仅是代表我国独具特色的医疗卫生资源，有着巨大潜力的经济资源，还是具有原创性优势的科技资源、优秀的文化资源、重要的生态资源与社会价值。李克强总理在 2015 年的政府工作报告中指出："要积极发展中医药和民族医药事业。"这为我国中医药事业的发展进一步明确了目标与方向，开创了中医药发展新的历史篇章。近年来，中国政府和中医学界高度重视中医药文化的对外交流与传播。《国务院关于扶持和促进中医药事业发展的若干意见》《关于促进中医药服务贸易发展的若干意见》《中医药对外交流与合作中长期规划纲要（2011—2020年）》等一系列政府政策性文件的出台体现了中医药文化对外交流与传播的必要性与重要性。2015年3月27日在博鳌亚洲高峰论坛上，以"面向未来，中医药的国际化"为主题的多边国际会议对此展开热烈讨论，这表明我国政府将中医药文化推向世界的坚定决心。国家中医药管理局就中医药对外发展的战略规划研究制定了相关政策，使其更好地服务于共建"一带一路"的宏观政策。在新的历史条件和世界经济发展的新格局下我国政府提出"一带一路"倡议符合我国国情与世界经济发展的需求，这也为我国中医药文化对外交流与传播提供了难得的机遇。2016年颁布的《中医药发展战略规划纲要（2016—2030年）》作为新时期指引我国中医药事业发展的纲领性文件，进一步明确将加强中医药对外交流合作列为未来一个时期中医药发展的重要任务，通过推动中医药参与"一带一路"建设，加强中医药对外交流合作。2021年12月，国家中医药管理局联合推进"一带一路"建设工作领导小组办公室发布了《推进中医药高质量融入共建"一带一路"发展规划（2021—2025年）》，旨在推动行业参与，发挥中医药特色优势，发挥中医药在服务共建"一带一路"沿线国家民众健康和经济社会发展中的积极作用。要持续推动中医药高质量融入共建"一带一路"，坚持同舟共济，共建人类卫生健康共同体；加强交流互鉴，深化"一带一路"建设中医药对外交流合作；创新合作模式，全面提升中医药参与共建"一带一路"质量与水平。

巴西总统卢拉2023年4月12日至15日对中国进行国事访问，取得了丰硕成果，中巴两国的多领域合作也被国际舆论形容为"开辟了新未来"。巴西总统首席特别顾问阿莫林接受《环球时报》记者专访时强调，这次访问不仅是加强中巴政府间的沟通，也是加强两国社会间的联系，巴西和中国走得更近了。他们愿意研究加入"一带一路"建设的可能性，看看他们该怎么做一些真正重要的事情。同时，他们有兴趣了解"一带一路"建设是怎么运作的，尤其是了解这一倡议下具体的项目，这对他们非常重要。

巴西的国土总面积为851.03万平方千米，居世界第五，是南美洲国土面积最大的国家，全国共分26个州和1个联邦区，首都为巴西利亚。2022年年底巴西总人口为2.03亿。巴西的文化具有多重民族的特性，巴西作为一个民族大熔炉，有来自欧洲、非洲、亚洲等地区的移民。巴西的经济实力居拉美首位、世界第十二位。巴西的农牧业发达，工业基础雄厚，民用支线飞机制造业和生物燃料产业在世界上居于领先水平。服务业产值占国内生产总值近六成，金融业较发达。2021年巴西国内生产总值为8.7万亿雷亚尔，人均国内生产总值为40688雷亚尔，经济增长率为4.6%。而中国拥有大量的劳动力资源；在机械制造、航空航天等领域也有着极大的优势。中巴两国的合作交流具有非常重要的历史意义，走得更近也是时代大势所趋。

2020年6月16日，由中国驻巴西大使馆、驻里约热内卢总领馆联合中巴多家机构共同主办的"国际抗疫合作系列研讨会"开幕，参会嘉宾通过网络探讨如何促进国际抗疫合作，交流一线救治经验。巴方与会代表反映，当时巴西新冠疫情严峻、病患激增，中方伸出援手，巴方衷心感射，愿意学习中方的抗疫经验，也愿意在中医药抗疫领域同中方加强合作。

圣保罗市是巴西新冠疫情的重灾区，医院接诊能力接近饱和。位于圣保罗市的中国-巴西中医药国际合作基地自成立以来，给当地民众提供了优质的中医诊疗服务。疫情防控期间，不少轻症患者慕名找到中医药基地问诊买药。针对当地民众具有新冠症状后无法及时就医的问题，中医药基地的专家们在线开展义诊服务，为患者提供专业诊疗。不少巴西医生协会主动与基地联系，要求学习中医药抗疫经验。巴西侨胞还紧急翻译中国抗疫书籍，《张文宏教授支招防控新型冠状病毒》葡萄牙语版和《新冠肺炎防治手册》葡萄牙语版等书籍第一时间在巴西出版。

中国驻巴西大使杨万明在抗疫物资交接仪式上表示，新冠疫情发生以来，中巴两国守望相助，密切合作，巴西出现疫情后，中国率先驰援。巴方官员数次感谢中国政府、企业、民间团体提供的宝贵援助，认为在巴西面临疫情严峻挑战时，中国各界多次提供大量抗疫物资，彰显了中国人民对巴西人民的深情厚谊和两国共克时艰的坚定信念。巴西伯南布哥州议会宣布授予中国"国际友好国家奖"，以表彰中国为该州发展所做贡献，特别是为支持该州抗击新冠疫情提供的无私帮助。危难当头，两国人民团结互助，携手抗击新冠疫情。

第二节　问题的提出

中医药已传播到全球的180多个国家和地区，我国与外国政府、地区和国际组织已签订86项中医药合作协议。中医药先后在澳大利亚、加拿大、奥地利、新加坡、越南、泰国、阿联酋和南非以国家或地方政府立法形式得到认可。中国正在推动海外中医药中心建设，大力促进海外中医药发展。目前，世界中医药服务市场估值每年约为500亿美元。根据中国海关数据统计，2017年，中药类出口额为36.40亿美元，同比增长2.07%；植物提取物市场活跃，出口额为20.10亿美元，同比增长4.33%；中成药出口额为2.50亿美元，同比增长11.03%。欧盟是世界上最大的植物药市场，也是我国中成药出口的主要目标市场之一。2017年前3季度，我国对原欧盟15国中成药出口额为500.53万美元，同比增长8.73%。而对欧盟东扩12国出口额为235.96万美元，同比增长3.59%。尽管趋势喜人，但仍是"路漫漫其修远兮"，中医药国际化需要在海外布局模式、国际标准、传播途径、业态再造等关键领域进行创新性发展。2016年2月，国务院发布的《中医药发展战略规划纲要（2016—2030年）》重点任务之一就是"探索建设一批中医药海外中心"。根据2022年公布的《推进中医药高质量融入共建"一带一路"发展规划（2021—2025年）》，"十三五"期间，中医药参与共建"一带一路"取得积极进展。建设了30个较高质量的中医药海外中心和56个中医药国际合作基地，为共建"一带一路"国家民众提供优质中医药服务，推动中药类产品在更多国家注册。目前，仍有许多海外中医药中心和中医药国际合作基地正在筹建。

自从1974年8月建交以来，中巴两国始终坚持相互尊重、平等相待、合作共赢的外交理念，两国关系持续稳定向前发展。1993年，巴西成为首个同中国建立战略伙伴关系的发展中大国。2012年，两国关系提升为全面战略伙伴关系。2023年4月，巴西总统卢拉对中国进行国事访问，中巴双方发表了关于深化全面战略伙伴关系的联合声明。习近平主席和卢拉总统达成的一系列共识成为开辟新时代中巴关系新未来的重要指引。正是这种友好的全面战略合作伙伴关系使得巴西民众对中国传统医学有着较开放、包容并蓄的态度，也使得巴西成为与周边国家交流的新桥梁。

习近平主席多次就中医药参与"一带一路"建设做出了重要指示并且指明了方向。中医药作为千百年来中国传统文化的结晶，是"一带一路"倡议的重要内容和载体。现今世界疾病谱在不断变化，新生的罕见、恶性疑难杂症在不断挑战着医学科学技术的高峰，迫使人类医学生物模式转变为多因素、多属性、多层次的生物-自然-心理-社会模式。中医药文化博大精深，作为造福于人类的传统医学不仅是中国的，更是世界的。近些年，中医药的交流逐渐由民间的合作提升至各国政府层面的战略合作。如今，不论是发达国家，还是发展中国家，使用中医药疗法、传统医学疗法防痛治病已成为一种崇尚自然健康疗法的潮流。世界人们已经普遍认识到，21世纪世界医学史上最为突出、意义最深远的一件事就是以中医药为代表的传统医学又一次登上了世界舞台，在保护和促进人类健康事业中，中医药日益发挥着主导作用，为全人类造福。

第三节　研究目的

中医药是世界优秀文化精华，在对外文化交流传播过程中扮演着不可缺失的角色，中医药的疗效已为世人公认，比如1986年举世公认的新型抗疟药——青蒿素的创制，中医药被越来越多的国家所认可，地位逐日攀升。纵观近代中西文化及科学交流史，中医药是我国真正对西方社会和科学产生影响的一个重要领域，已经成为我国文化软实力的重要体现。积极推动中医药走向世界，对彰显我国的文化软实力具有重要的现实意义。

2017年4月25日，世界中医药学会联合会丝绸之路城市联盟成立大会暨中医药"一带一路"合作论坛上，世界中联桑滨生秘书长表示：中国于2016年颁布了《中医药法》《中医药发展战略规划》和《中医药发展"一带一路"规划》，这一系列的政策法规的出台，不仅对中国的中医药发展提供了有力保障，也必将对世界中医药的发展和中医药相关的交流与合作产生积极影响。巴西对中医药尤为重视，通过研究巴西中医药发展的现状，能更好地为推动中医药发展提供思路。

第四节　国内外研究状况

一、国内研究状况

2013年9月和10月，习近平总书记提出建设新丝绸之路经济带和21世纪海上丝绸之路的战略构想（简称"一带一路"倡议）。"一带一路"倡议实施的目的是促进我国与"一带一路"沿线国家开展更为全面的经贸合作。虽然我国已经成为世界第一大货物贸易国，但是服务贸易的发展却相对滞后。"一带一路"倡议的提出则为我国服务贸易的发展提供了平台和契机。

"一带一路"倡议是由我国首先提出并推动的促进我国现代化建设的战略构想。"一带一路"倡议的提出符合"一带一路"沿线国家的发展需求，为"一带一路"沿线国家的经济贸易发展提供了重要的机遇。截至2023年10月，我国已与152个国家签署了共建"一带一路"合作文件。加入"一带一路"倡议的国家数量占全球国家数量的77%，加入"一带一路"倡议的国家面积占197个国家总面积的65%，加入"一带一路"倡议国家的人口数量占全球人口总量的65%，涵盖范围广泛，包容性强，辐射作用强大。我国的服务贸易发展一直滞后于货物贸易，随着"一带一路"倡议的实施，其势必为我国服务贸易的发展提供新动力。

随着"一带一路"倡议的不断深入，我国的服务贸易发展势头良好。2015年1—9月，我国服务贸易进出口总额共计4954亿美元，较2014年同期上涨16%。其中，服务贸易出口总额为1717亿美元，较2014年同期上涨11.5%；服务贸易进口总额为3238亿美元，较2014年同期上涨18.5%。服务贸易进出口增速高于货物贸易，其比例为24%。服务贸易占对外贸易比重也上升迅速，升至14.5%，较2014年上涨2.5%。

据海关统计，2015年1—9月，我国服务贸易进出口逆差为1521亿美元，较2014年同期上涨31%，逆差规模进一步扩大。其中旅游部门的逆差最大，为920亿美元，占逆差总额的60.5%。在服务贸易各部门中，专业管理和咨询、公共关系服务、电信、计算机和信息服务、加工服务以及其他服务部门为顺差，金额分别为115亿美元、90.2亿美元、100.5亿美元、98.5亿美元、150.3亿美元、178.2亿美元。一国贸易出口的技术含量可以通过PRODY指数（R指数）来衡量。如果R的值小于1，则说明服务贸易出口的技术含量要小于货物贸易出口的技术含量。如果R的值大于1，则证明服务贸易出口的技术含量高于货物贸易出口的技术含量。如果$R=1$，则服务贸易出口的技术含量与货物贸易出口的技术含量相等。经计算，历年R值都小于1，其中R的最大值出现在2009年，$R=0.57$，说明我国货物贸易出口商品的技术含量大于服务贸易的技术含量。2015年，R值达到最小，为0.38，说明这一趋势进一步扩大。

国际上通常采用TC指数和RCA指数来衡量服务贸易的国际竞争力。2006年至2015年，我国服务贸易TC指数值均处在（−0.3，0）区间，这说明我国服务贸易具有微弱的竞争劣势。在此期间，我国服务贸易RCA指数值均小于0.8，比较优势较弱，表明我国服务贸易的发展明显要落后于世界平均水平。据海关总署统计，我国服务贸易各部门RCA指数值也均小于0.8。其中，旅游部门竞争力下降趋势明显，其竞争力指数值平均每年下降2.95%。其他部门竞争力指数值变化较为稳定。

2022年，我国服务贸易进出口总额为59801.9亿元（人民币，下同），同比增长12.9%。其中服务贸易出口额为28522.4亿元，增长12.1%；进口贸易额为31279.5亿元，增长13.5%；逆差为2757.1亿元。其中，知识密集型服务进出口额为25068.5亿元，增长7.8%。知识密集型服务出口额为14160.8亿元，增长12.2%；出口增长较快的领域是知识产权使用费、电信计算机和信息服务，分别增长17.5%和13%；知识密集型服务进口额为10907.7亿元，增长2.6%；进口增长较快的领域是保险服务，增速达35.8%。旅行服务进出口继续恢复。2022年，旅行服务总体呈现恢复态势，全年旅行服务进出口额为8559.8亿元，增长8.4%。

2023年1—8月，我国服务贸易继续保持增长态势。服务贸易进出口总额为42533.7亿元，同比增长8%。其中出口贸易额为17673.1亿元，下降7.4%；进口贸易额为24860.6亿元，增长22.5%；服务贸易逆差为7187.5亿元。其中，知识密集型服务贸易占比提升。2023年1—8月，知识密集型服务进出口额为18139.4亿元，同比增长10.4%，占服务进出口总额的比重达42.6%，较上年同期提升0.9个百分点。知识密集型服务出口额为10513.6亿元，增长13.1%，知识密集型服务进口额为7625.8亿元，增长6.9%。

我国是"一带一路"倡议的创始国，因此在与"一带一路"沿线国家开展服务贸易合作方面具有良好的政策基础。加强对"一带一路"沿线国家的基础设施投资可以为国际服务贸易提供基本保障，有利于我国服务贸易的发展。例如，我国对"一带一路"沿线国家高铁技术的输出不仅可以促进技术的提高而且有利于目标国交通业的发展，为我国服务贸易走出去和引进来提供基本保障。

金融业涉及的技术更多的是软技术，软技术的提升主要依靠员工技能的强化。加大金融业开放力度，使得国外跨国金融机构派遣高技能员工到中国培训中国本土员工，促进金融业的对外输出。对其他服务行业而言，加大金融业的开放力度有利于降低其他行业的生产成本，促进国内企业走出去。尤其对中小服务企业而言，缺乏金融支持，会从根本上抑制服务贸易的出口，从而导致其逆差的形成。因此，我国应加大开放金融业的力度，给服务企业提供更好的发展平台，鼓励企业走出去。

"一带一路"倡议构想为我国与"一带一路"沿线国家进一步合作和促进服务贸易提供了发展平台。我国应该继续实施高标准的对外开放，加强与"一带一路"沿线国家服务业的交流。通过与"一带一路"沿线国家建立的双边和多边自贸协定，我国应积极与"一带一路"沿线国家进行广泛的区域经济合作，优化服务业各部门的产业结构，实现服务业的均衡发展。通过签订高标准的自由贸易协定、构建高标准的自由贸易区，为我国与"一带一路"沿线国家之间的服务贸易往来打造更透明、更规范、更公正的经济合作环境。

二、国外研究状况

21世纪科学技术的发展，"以人为本"健康理念的逐步形成，中医药学的学科方向必须变革，这是当代中医药界的历史责任。当今学术发展的方向是在自然哲学的引领下实施医学健康行动。将"人"放在天地之间来看人的健康和疾病，精气神一体、象与形融通、科学与人文互补互动。重在中医临床优势病种，以辨证论治为主体的个体化诊疗体系构架的完善，已获得共识性的循证证据，以提高基础理论概念的诠释，研究思路由"还原性分析"朝向"系统化研究"转变的探索，逐步建立规范的中医药行业国内外通行的标准，将不断提升中医药学的国际学术影响力。

从东西方科学的差异与交融的大背景看，中医与西医的整合是历史的必然，然而目前只呈现的是一种趋势，还处于起步的阶段。从医疗体制改革的需求出发，中医学科发展面临的困难很多。为实现中医药学科总体目标的愿望，科学人文互补互动，东学西学兼收并蓄，我主人随弘扬原创优势，从而构建统一的新医药学任重而道远。

第五节　研究方法和基本框架

一、主要的研究方法

（一）文献分析法

对大量相关文献整理、筛选、归纳，搜寻"一带一路"贸易发展的政策、中巴中医药贸易的历史资料，特别是建立在甘肃中医药大学与巴西中医药培训上的前期经验，都是研究本课题的宝贵资料。

（二）其他方法

定性与定量结合法及层次分析法（AHP）、SWOT分析法、PEST分析法等研究方法。

二、基本框架安排

本研究共分为九章，各章主要内容分述如下：

第一章：绪论（介绍本研究的研究背景和研究目的、国内外研究状况以及研究的基本思路和研究方法）。

第二章：相关理论基础（介绍基本概念和相关理论）。

第三章：巴西经济、社会发展状况（介绍巴西的自然地理环境，经济发展状况，并与我国经济、社会发展状况进行比较）。

第四章：巴西医疗卫生制度及其政策法规（介绍巴西医疗卫生制度和政策法规与我国现行的中医药政策法律体系）。

第五章：中医药进入国际市场面临的壁垒（介绍中医药与巴西医疗制度政策法规相关壁垒状况）。

第六章："一带一路"背景下中医药对巴贸易成就（实例研究——以甘肃中

医药大学为例）。

　　第七章：基于层次分析法的中医药与巴西医疗制度政策法规相关壁垒综合评价。

　　第八章：基于SWOT法的中医药与巴西医疗制度及政策法规相关壁垒的战略构想。

　　第九章：中医药对巴贸易发展策略。

第二章 相关理论基础

第一节 基本概念界定

医疗制度是指一个国家或地区按照保险原则为解决居民防病治病问题而筹集、分配和使用医疗保险基金的制度。它是居民医疗保健事业的有效筹资机制，是构成社会保险制度的一种比较先进的制度，也是目前世界上应用相当普遍的一种卫生费用管理模式。

第二节 相关理论

一、层次分析理论

（一）概述

层次分析（AHP）是指将与决策问题有关的元素分解成目标、准则、方案等层次，在此基础之上进行定性和定量分析的决策方法。该方法是美国运筹学家匹兹堡大学教授萨蒂于20世纪70年代初提出的一种层次权重决策分析方法。层次分析法是将决策问题按总目标、各层子目标、评价准则直至具体的备选方案的顺序分解为不同的层次结构，然后用求解判断矩阵特征向量的办法，求得每一层次的各元素对上一层次某元素的优先权重，最后用加权和的方法递阶归并各备选方案对总目标的最终权重，此最终权重最大者即为最优方案。层次分析法比较适合于具有分层交错评价指标的目标系统，而且目标值又难以定量描述的决策问题。

（二）注意事项

在运用层次分析法时，如果所选的要素不合理，其含义混淆不清，或要素间的关系不正确，都会降低层次分析法的结果质量，甚至导致层次分析法决策失败。为保证递阶层次结构的合理性，需把握以下原则：

1.分解、简化问题时把握主要因素，不漏不多；

2.注意相比较元素之间的强度关系，相差大的要素不能在同一层次比较。

（三）优、劣势

1.优点

（1）系统性的分析方法

层次分析法把研究对象作为一个系统，按照分解、比较判断、综合的思维方式进行决策，成为继机理分析、统计分析之后发展起来的系统分析的重要工具。系统的思想在于不割断各个因素对结果的影响，而层次分析法中每一层的权重设置最后都会直接或间接影响到结果，而且在每个层次中的每个因素对结果的影响程度都是量化的，非常清晰明确。这种方法尤其可用于对无结构特性的系统评价以及多目标、多准则、多时期等的系统评价。

（2）简洁实用的决策方法

这种方法既不单纯追求高深数学，又不片面地注重行为、逻辑、推理，而是把定性方法与定量方法有机地结合起来，使复杂的系统分解，能将人们的思维过程数学化、系统化，便于人们接受，且能把多目标、多准则又难以全部量化处理的决策问题化为多层次单目标问题，通过两两比较确定同一层次元素相对上一层次元素的数量关系后，最后进行简单的数学运算。层次分析法计算简便，并且所得结果简单明确，容易为决策者了解和掌握。

（3）所需定量数据信息较少

层次分析法主要是从评价者对评价问题的本质、要素的理解出发，比一般的定量方法更讲求定性的分析和判断。由于层次分析法是一种模拟人们决策过程的思维方式的一种方法，层次分析法把判断各要素的相对重要性的步骤留给了大脑，只保留人脑对要素的印象，化为简单的权重进行计算。这种思想能处理许多用传统的最优化技术无法着手的实际问题。

2.缺点

（1）不能为决策提供新方案

层次分析法的作用是从备选方案中选择较优者。在应用层次分析法的时候，可能就会有这样一个情况，就是我们自身的创造能力不够，造成了我们尽管在我们想出来的众多方案里选了一个最好的出来，但其效果仍然不够企业所做出来的效果好。而对大部分决策者来说，如果一种分析工具能替我们分析出在我们已知的方案里的最优者，然后指出已知方案的不足，又或者甚至再提出改进方案的话，这种分析工具才是比较完美的。但显然，层次分析法还没能做到这一点。

（2）定量数据较少，定性成分多，不易令人信服

在如今对科学的方法的评价中，一般都认为一门科学需要比较严格的数学论证和完善的定量方法。但现实世界的问题和人脑考虑问题的过程很多时候并不是能简单地用数字来说明一切的。层次分析法是一种带有模拟人脑的决策方式的方法，因此必然带有较多的定性色彩。

（3）指标过多时，数据统计量大，且权重难以确定

当我们希望能解决较普遍的问题时，指标的选取数量很可能也就随之增加。指标的增加就意味着我们要构造层次更深、数量更多、规模更庞大的判断矩阵。那么我们就需要对许多指标进行两两比较的工作。由于一般情况下我们对层次分析法的两两比较是用 1 至 9 来说明其相对重要性，如果有越来越多的指标，我们对每两个指标之间的重要程度的判断可能就出现困难了，甚至会对层次单排序和总排序的一致性产生影响，使一致性检验不能通过。不能通过，就需要调整，在指标数量多的时候比较难调整过来。

（4）特征值和特征向量的精确求法比较复杂

在求判断矩阵的特征值和特征向量时，所用的方法和我们多元统计所用的方法是一样的。在二阶、三阶的时候，我们还比较容易处理，但随着指标的增加，阶数也随之增加，在计算上也变得越来越困难。不过幸运的是这个缺点比较好解决，我们有三种比较常用的近似计算方法。第一种就是和法，第二种是幂法，还有一种常用方法是根法。

（四）实际应用

人们在对社会、经济以及管理领域的问题进行系统分析时，面临的经常是一个由相互关联、相互制约的众多因素构成的复杂系统。层次分析法则为研究这类复杂的系统提供了一种新的、简洁的、实用的决策方法。层次分析法主要应用在安全科学和环境科学领域。在安全生产科学技术方面的主要应用包括：煤矿安全研究、危险化学品评价、油库安全评价、城市灾害应急能力研究以及交通安全评价等；在环境保护研究中的应用主要包括：水安全评价、水质指标和环境保护措施研究、生态环境质量评价指标体系研究以及水生野生动物保护区污染源确定等。除此之外，层次分析法可以用于指导和解决个人生活中遇到的问题，比如说专业的选择、工作的选择以及买房的选择等，可以通过建立层次结构以及衡量指标，来理清工作思路和思考问题的层面。

二、利益相关者理论

"利益相关者"这一词最早被提出可以追溯到 1984 年，弗里曼出版了《战略管理：利益相关者管理的分析方法》一书，明确提出了利益相关者管理理论。利

益相关者管理理论是指企业的经营管理者为综合平衡各个利益相关者的利益要求而进行的管理活动。与传统的股东至上主义相比较，该理论认为任何一个公司的发展都离不开各利益相关者的投入或参与，企业追求的是利益相关者的整体利益，而不仅仅是某些主体的利益。Penrose 在 1959 年出版的《企业成长理论》中提出了"企业是人力资产和人际关系的集合"的观念，从而为利益相关者理论构建奠定了基石。直到 1963 年，斯坦福大学研究所才明确地提出了利益相关者的定义："利益相关者是这样一些团体，没有其支持，组织就不可能生存。"这个定义在今天看来，是不全面的，它只考虑到利益相关者对企业单方面的影响，并且利益相关者的范围仅限于影响企业生存的一小部分。但是，它让人们认识到，除了股东以外，企业周围还存在其他的一些影响其生存的群体。随后，瑞安曼（Rhenman）提出了比较全面的定义："利益相关者依靠企业来实现其个人目标，而企业也依靠他们来维持生存。"这一定义使得利益相关者理论成为一个独立的理论分支。在此后的 30 年间，对利益相关者的定义达三十多种，学者们从不同的角度对利益相关者进行定义。其中，以弗里曼〔Freeman〕的观点最具代表性，他在《战略管理：一种利益相关者的方法》一书中提出："利益相关者是能够影响一个组织目标的实现，或者受到一个组织实现其目标过程影响的所有个体和群体。"弗里曼的定义，大大丰富了利益相关者的内容，使其更加完善。显然，弗里曼界定的是广义上的利益相关者，他笼统地将所有利益相关者放在同一层面进行整体研究，给后来的实证研究和实践操作带来了很大的局限性。

克拉克森认为："利益相关者在企业中投入了一些实物资本、人力资本、财务资本或一些有价值的东西，并由此而承担了某些形式的风险；或者说，他们因企业活动而承受风险。"克拉克森的定义引入了专用性投资的观念，使利益相关者的定义更加具体。国内学者综合了上述的几种观点，认为"利益相关者是指那些在企业的生产活动中进行了一定的专用性投资，并承担了一定风险的个体和群体，其活动能够影响或者改变企业的目标，或者受到企业实现其目标过程的影响"。这一定义既强调了投资的专用性，又将企业与利益相关者的相互影响包括进来，应该说是比较全面和具有代表性的。

三、SWOT理论

（一）概述

SWOT 分析法（SWOT Analysis）又称强弱危机分析法、优劣势分析法等，是一种企业竞争态势分析方法，是市场营销的基础分析方法之一。通过评价自身的优势（Strengths）、劣势（Weaknesses）以及外部竞争形成的机会（Opportunities）和威胁（Threats）来构建市场营销战略。著名的竞争战略专家迈克尔·波特提出的竞争理论从产业结构入手对一个企业"可能做的"方面进行了透彻的分析和说明，而能力学派管理学家则运用价值链解构企业的价值创造过程，注重对公司的资源和能力的分析。SWOT分析，就是在综合了前面两者的基础上，以资源学派学者为代表，将公司的内部分析（即20世纪80年代中期管理学界权威们所关注的研究取向），与以能力学派为代表的产业竞争环境的外部分析（即更早期战略研究所关注的中心主题，以安德鲁斯与迈克尔·波特为代表）结合起来，形成了自己结构化的平衡系统分析体系。与其他的分析方法相比较，SWOT分析从一开始就具有显著的结构化和系统性的特征。就结构化而言，首先在形式上，SWOT分析法表现为构造SWOT结构矩阵，并对矩阵的不同区域赋予不同的分析意义。其次在内容上，SWOT分析法的主要理论基础也强调从结构分析入手对企业的外部环境和内部资源进行分析。从整体上看，SWOT分析可以分为两部分：第一部分为SW分析，主要用来分析内部资源；第二部分为OT分析，主要用来分析外部环境。利用这种方法可以从中找出对自己有利的、值得发扬的因素，以及对自己不利的、要避开的因素，发现存在的问题，找出解决办法，并明确以后的发展方向。

根据这个分析，可以将问题按照轻重缓急分类，明确哪些是急需解决的问题，哪些是可以稍微拖后一点的事情，哪些属于战略目标上的障碍，哪些属于战术上的问题，并将这些研究对象列举出来，依照矩阵形式排列，然后用系统分析的方法，把各种因素相互匹配起来加以分析，从中得到一系列相应的结论，而结论通常带有一定的决策性，有利于领导者和管理者做出较正确的决策和规划。

（二）主要应用

SWOT分析法常常被用于制定集团发展战略。在战略分析中，它是最常用的方法之一。

1. 分析SWOT因素

运用各种调查方法，分析出公司所面对的各种外部环境因素。外部环境因素包括机会因素和威胁因素，它们是外部环境对公司的发展有直接影响的有利因素和不利因素，属于客观因素。内部能力因素包括优势因素和弱点因素，它们是公司在其发展中自身存在的积极因素和消极因素，属于主观因素。在调查分析这些因素时，不仅要考虑历史与现状，而且更要考虑未来发展问题。

优势是组织机构的内部因素，具体包括：充足的财政来源；良好的企业形象；技术力量；规模经济；产品质量；市场份额；成本优势；广告攻势等。

劣势是组织机构的内部因素，具体包括：设备老化；管理混乱；缺少关键技术；研究开发落后；资金短缺；经营不善；产品积压；竞争力差等。

威胁是组织机构的外部因素，具体包括：新的竞争对手；替代产品增多；市场紧缩；行业政策变化；经济衰退；客户偏好改变；突发事件等。

机会是组织机构的外部因素，具体包括：巴西民众对中医药的认同；国际合作平台多；市场潜力大；政策支持；中医药在巴西的差异化发展；健康产业趋势；经营成本低等。

SWOT分析法的优点在于考虑问题全面，是一种系统思维，而且可以把问题的"诊断"和"开处方"紧密结合在一起，条理清楚，便于检验。

2.构造SWOT矩阵

将调查得出的各种因素根据轻重缓急或影响程度等排序方式，构造SWOT矩阵。在此过程中，将那些对公司发展有直接的、重要的、大量的、迫切的、久远的影响因素优先排列出来，而将那些间接的、次要的、少许的、不急的、短暂的影响因素排列在后面。

3.制订行动计划

在完成SWOT因素分析和SWOT矩阵构造后，便可以制订出相应的行动计划。制订计划的基本思路是：发挥优势因素，克服劣势因素，利用机会因素，化解威胁因素；考虑过去，立足当前，着眼未来。运用系统分析的综合分析方法，将排列与考虑的各种环境因素相互匹配起来加以组合，得出一系列公司未来发展的可选择对策。

4.成功应用SWOT分析法的简单规则

A.进行SWOT分析的时候必须对公司的优势与劣势有客观的认识。

B.进行SWOT分析的时候必须区分公司的现状与前景。

C.进行SWOT分析的时候必须考虑全面。

D.进行SWOT分析的时候必须与竞争对手进行比较。

E.保持SWOT分析法的简洁化，避免复杂化与过度分析。

F.SWOT分析法因人而异。

5.案例分析

中国同巴西经济商业合作在中国对外经济高速发展的大背景下逐年增长。目前中国是巴西在亚洲最重要的经贸伙伴之一，我国与巴西将携手推进农产品贸易多元化，现在就以我国农产品为例，运用SWOT分析法分析一下：

所谓农产品行业"SWOT"分析是指通过对我国农产品行业优势（Strength）、劣势（Weakness）、机会（Opportunity）、威胁（Threat）四个方面的因素进行分析，来探究这些因素的变化对我国农产品行业发展战略管理过程的影响。

（1）优势分析

①农业资源优势

中国从南到北跨热带、亚热带、暖温带、中温带、寒温带气候带，气候类型和自然资源多种多样，能够提供各类农产品，满足世界市场多样化的食品需求。中国正在发挥区域比较优势，重点培育优势农产品，建设优势农产品生产基地。如目前已经或正在形成长江上中游、赣南湘南桂北和浙南闽南粤东柑橘主产区；渤海湾和西北黄土高原苹果生产优势区；中原和东北肉牛优势区；中原、内蒙古、河北、西北、西南肉羊优势区；东北、华北及京津沪牛奶优势区；东南沿海、黄渤海出口水产品优势养殖带。中国大部分地区饲养畜禽、种植蔬菜均具有比较优势。

②农业劳动力资源优势

中国农业劳动力规模巨大，十分丰富，能够在较长的时期内为出口农产品的生产、加工和服务提供低成本的劳动力供给。这对发展劳动密集型的农产品非常有利。我国的蔬菜、水果、畜产品、水产品等农产品相较于国际市场，具有明显的成本优势和价格竞争力。

③市场区位优势

亚洲是世界农产品贸易最重要也是最具成长潜力的市场，日、韩、香港、台湾、印尼、泰国等都是重要的农产品进口国家和地区。由于运距短、运销便捷，我国对亚洲市场出口蔬菜、水果、水产品、肉类等高价值农产品，具有显著的区位优势。

④出口商品价格优势

从总体看，我国的水果、蔬菜、肉类产品等农产品价格均低于国际市场价格。目前，我国的主要水果如苹果、鸭梨、柑橘的国内市场价格比国际市场价格低四至七成，有较强的竞争优势。畜牧业的比较优势要强于种植业，在价格方面，除禽肉外，其他肉类价格均低于国际市场价格，其中，猪肉价格比国际市场价格低57%，牛肉价格比国际市场价格低84%，羊肉价格比国际市场价格低54%。

⑤出口商品产量优势

我国是世界上第一大渔业生产国，也是世界水产品进出口贸易大国。2022年全年水产品产量为6869万吨，水产品产量从1989年起连续33年保持世界首位；2022年我国肉类总产量达9328.44万吨；苹果、柑橘、梨的产量在世界上也名列前茅。

⑥出口商品质量优势

近年来，为了满足国内消费者对农产品质量安全和农产品进口国的质量安全标准的要求，农业部制定、修订农产品国家标准450多项，行业标准1550项，开展创建"无公害农产品示范基地县"活动，从生产源头抓农产品质量安全。另外，优质专用小麦、玉米、早稻和高产高油大豆等优质专用农产品迅速发展，都大大促进了我国粮食产品质量的提高。

（2）劣势分析

①粮食生产成本逐年递增

我国处于劣势的农产品主要是关系国计民生的谷物及谷物粉、小麦、稻谷和大米、大豆、食用植物油等大宗农产品。20世纪90年代以前，我国粮食的国内价格水平均低于国际市场水平，有较强的竞争优势。但近年来，我国的粮食生产成本逐年递增，逐渐失去了以往的竞争优势。

②出口农产品结构不合理

出口市场过于单一。长期以来粮食一直是我国对外贸易中的大宗农产品，而价值比较高的农产品如蔬菜、鲜花、水果等出口数量有限，这种低级农产品出口结构不符合世界农产品贸易发展的趋势。与农产品出口结构不合理相对应的是农产品的出口市场单一化：一是出口地区过于集中。据统计，近年来外贸农产品出口70%以上集中在沿海的广东、浙江、江苏、山东等省市，而占全国大部的中部地区和西部地区，外贸农产品的生产比重偏少，造成外贸农产品生产地域分布不合理。二是出口市场过于单一。我国农产品出口主要集中在日、韩等亚洲国家和地区。这种状况造成对局部世界市场过分依赖。

③出口农产品生产成本过高

首先，随着农业政策倾向的转变，农产品的提价，外贸农产品价格日益提高。其次，我国劳动力价格低廉的优势正逐步消失，使直接生产费用不断提高。再次，如果按照国外统计口径计算完全生产成本，外贸农产品的成本会更高。成本偏高，将会直接削弱价格竞争优势。目前我国的大米、小麦、玉米和大豆等几大粮食作物的国内市场价格都已超过国际市场，严重影响了我国农产品的国际市场竞争能力。

④出口农产品品质不高，市场竞争力不强

我国农产品的品质、加工程度和附加值都比较低，与国外差距明显。我国畜产品用于加工的肉、蛋产品占全国总产量的3%～4%和1%左右，而发达国家达到30%～40%，有的高达70%。除此以外，我国的许多农产品在加工处理、储藏包装、花色品种、卫生检疫等诸多方面有明显的劣势，这都影响到出口农产品的品质。

（3）机会分析

水产品及其制品和园艺产品是劳动力密集型产品，也是中国农业生产上具有优势的产品。中国的劳动力密集型农产品，尤其是果蔬产品、水海产品在今后相当长的时间内在国际市场上仍然具有非常明显的价格优势和市场竞争优势。

（4）威胁分析

土地特别是耕地资源不断减少。目前我国人均耕地面积仅有1.43亩，同世界各国相比，我国人均耕地面积只及世界人均耕地的27.7%、美国的12.8%、印度的45.5%。耕地不断减少将把我国粮食生产推到越来越狭窄的空间中，这给农业发展造成严重威胁。耕地质量退化。我国水土流失面积大，全国沙化土地逐渐增多，全国盐碱地面积广。我国的耕地缺少有机质，其他微量元素也同样缺少。此外，我国工业化快速发展引发的环境问题，如空气污染、灌溉水污染、酸雨等已开始对农业发展构成威胁。农业剩余劳动力过多。农业很难实现规模经营，直接影响农产品商品率和劳动生产率的提高。农产品生产成本不断上升，收益持续下降，农业的比较优势弱。资源及生产技术的制约。目前我国农业技术在整体上仍相当落后，大多数地区仍然沿用传统精耕细作技术，机械化水平低，劳动生产率不高，化肥使用品种及数量不当，优良品种推广面积有限。水资源缺乏及污染严重问题，成为制约农业发展的主要因素。人口与环境配置不协调，造成对环境的巨大压力，也成为农业发展的瓶颈。

根据上列因素的分析，我国农产品行业的持续发展应遵循以下几点：①中国农业可持续发展首先必须发展。中国作为发展中国家，只有发展才能满足人民日益增长的农产品需求。②中国农业可持续发展必须保护农业自然资源和生态环境。农业可持续发展就是要把农业发展、农业资源合理开发利用和资源环境保护结合起来，置农业发展于农业资源的良性循环之中。③有效控制农村人口，提高人口素质。努力控制农村人口过快的增长速度，大力发展文化科技教育事业，提高农村人口素质，是农业可持续发展的保证，是形成自觉保护资源环境的前提。④提高农业生产效益，优化农业投入结构。全面发展农、林、牧、副、渔各业，实现生产经营适度规模化，农业生产结构合理化，农产品品种多样化和品质优良化，实现农业生产的高产、优质、高效和低耗，变原来的粗放经营为集约经营，达到农业可持续发展的目的。⑤农业可持续发展是指农村经济和社会经济全方面的持续发展。实现农业可持续发展要使农村的资源环境、人口、经济和社会相互协调，共同发展，实现农民日益富裕、农业社会全面进步。⑥加强农业可持续发展的法制建设和管理。法律法规是资源环境管理的基础，法律管理应成为强化资源环境管理的主要手段。

四、PEST分析

PEST分析是指对宏观环境的分析。宏观环境又称一般环境，是指影响一切行业和企业的各种宏观因素。对宏观环境因素做分析，不同行业和企业根据自身特点和经营需要，分析的具体内容会有差异，但一般都应对政治（Political）、经济（Economic）、社会（Social）和技术（Technological）这四大类影响企业的主要外部环境因素进行分析。简单而言，称之为PEST分析法。

（一）分析对象

1.政治环境

政治环境包括一个国家的社会制度，执政党的性质，政府的方针、政策、法令等。不同的国家有着不同的社会性质，不同的社会制度对组织活动有着不同的限制和要求。即使社会制度不变的同一国家，在不同时期，由于执政党的不同，其政府的方针特点、政策倾向对组织活动的态度和影响也是不断变化的。

政府的政策广泛影响着企业的经营行为，即使在市场经济较为发达的国家，政府对市场和企业的干预似乎也是有增无减，如反托拉斯、最低工资限制、劳动保护、社会福利等方面。当然，政府的很多干预往往是间接的，常以税率、利率、汇率、银行存款准备金为杠杆，运用财政政策和货币政策来实现对宏观经济的调控，以及通过干预外汇汇率来确保国际金融与贸易秩序。因此，在制定企业战略时，对政府政策的长期性和短期性的判断与预测十分重要，企业战略应对政府发挥长期作用的政策有必要的准备；对短期性的政策则可视其有效时间或有效周期而做出不同的反应。作为国家意志的强制表现，法律法规对于规范市场和企业行为有着直接作用。法律法规在经济方面的作用主要体现在维护公平竞争、维护消费者利益、维护社会最大利益三个方面，因此企业在制定战略时，要充分了解既有的法律规定，特别要关注那些正有酝酿之中的法律，这是企业在市场中生存、参与竞争的重要前提。

2.经济环境

经济环境主要包括宏观经济和微观经济两个方面的内容。宏观经济环境主要是指一个国家的人口数量及其增长趋势、国民收入、国民生产总值及其变化情况以及通过这些指标能够反映国民经济发展水平和发展速度。微观经济环境主要是指企业所在地区或所服务地区消费者的收入水平、消费偏好、储蓄情况、就业制度等；货款的可得性、可支配收入水平、居民消费（储蓄）倾向、利率、通货膨胀率，规模经济、政府预算赤字、消费模式、失业趋势、劳动生产率水平、汇率、证券市场状况、外国经济状况、进出口因素、不同地区和消费群体间的收入差别、价格波动、货币与财政政策。这些因素直接决定着企业目前及未来的市场大小。

3.社会环境

社会环境包括一个国家或地区的居民教育程度和文化水平、宗教信仰、风格习惯、审美观点、价值观念等。文化水平会影响居民的需求层次；宗教信仰和风俗习惯会禁止或抵制某些活动的进行；价值观念会影响居民对组织目标、组织活动以及组织存在本身的认可与否；审美观点则会影响人们对组织活动内容、活动方式以及活动成果的态度。关键的社会因素：妇女生育率、特殊利益集团数量、结婚数、离婚数、人口出生死亡率、人口移进移出率、社会保障计划、人口预期寿命、人均收入、生活方式、平均可支配收入、对政府的信任度、对政府的态度、对工作的态度、购买习惯、对道德的关切度、储蓄倾向、性别角色投资倾向、种族平等状况、节育措施状况、平均教育状况、对退休的态度、对质量的态度、对闲暇的态度、对服务的态度、对外国人的态度、污染控制对能源的节约、社会活动项目、社会责任、对职业的态度、对权威的态度、城市城镇和农村的人口变化、宗教信仰状况。

4.技术环境

技术环境分析除了要考察与企业所处领域的活动直接相关的技术手段的发展变化外，还应及时了解：①国家对科技开发的投资和支持重点；②该领域技术发展动态和研究开发费用总额；③技术转移和技术商品化速度；④专利及其保护情况等。

第三章　巴西经济、社会发展状况

第一节　巴西自然地理环境

古代巴西是印第安人居住地。1500年，葡萄牙航海家佩德罗·卡布拉尔抵达巴西，命名这片土地为"圣十字架"，并宣布此地归葡萄牙所有。由于葡萄牙殖民者的掠夺是从砍伐巴西红木开始的，"红木"（Brasil）一词逐渐代替了"圣十字架"，成为巴西国名，并沿用至今，其中文音译为"巴西"。

一、地理位置

巴西位于南美洲东部，地跨西经35°到西经74°，北纬5°到南纬35°。东临南大西洋，北面、西面和南面均与南美洲任意一个国家接壤（智利、厄瓜多尔除外）。北邻法属圭亚那、苏里南、圭亚那、委内瑞拉和哥伦比亚，西界秘鲁、玻利维亚，南接巴拉圭、阿根廷和乌拉圭。海岸线长约7400千米。巴西是南美洲面积最大的国家，领土面积为851.49万平方千米，约占南美洲总面积的46%，在世界上仅次于俄罗斯、加拿大、中国和美国，排行第五。

二、气候条件

巴西位于南美洲，是一个拥有广泛的生态系统和复杂的气候特征的国度。由于其辽阔的国土面积和受赤道、亚热带、热带、亚南极和南极六陆性气候带的影响，巴西的气候也因此呈现多样化特点。巴西的气候类型相当丰富，根据气候特征和生态区划，巴西通常被划分为八个气候类型：亚热带海洋性气候、热带海洋性气候、亚热带大陆性气候、热带大陆性气候、热带湿润气候、热带半湿润气候、干热气候和亚南极气候。其中，最常见的是亚热带气候和热带气候类型。

巴西的气候季节性很强，因此根据季节性变化，巴西又可划分为两个季节：雨季（12月—次年3月）和旱季（6月—9月）。在北半球春季，巴西正处于秋季；相反地，在北半球秋季，巴西正处于春季。因此这样的季节分布，也与巴西的南半球地理位置关系紧密。

巴西气候主要有以下五个特点：

（1）高温多湿的热带气候：热带气候占据巴西的大片土地，高温、高湿是其主要特点。由于位于赤道和南纬30°之间，整个巴西几乎都位于热带气候带，常年气温较高，也很少经历严重干旱的情况。

（2）雨季和旱季：巴西的雨季通常在12月—次年3月，旱季则在6月—9月。雨季时，降水量大、日照弱；旱季时，多晴天、少雨天，温暖、干燥。

（3）热带雨林气候：热带雨林分布区位于亚马孙雨林和巴西东北部。这个地区的气候潮湿，常年降雨量较多；温度适宜，一年四季气温基本保持稳定。

（4）南部季风气候：巴西南部的季风气候有一个典型的特征是冬冷夏热，常年降雨量较多。

（5）大陆性干燥气候：在巴西西部地区，有一个很大的地带属于大陆性干燥气候。冬季非常干燥，夏季较为潮湿，有时也会经历强热浪天气。

气候变化对巴西产生了极大影响，如愈加严重的森林火灾、洪涝灾害、干旱等。总体而言，巴西的气候是复杂而多变的，由于受多种因素的影响而呈现出不同的特征，长期以来影响着巴西的经济、社会和环境等多方面的发展。

三、自然资源

巴西矿产资源丰富，铌、锰、钛、铝矾土、铅、锡、铁、铀等29种矿物储量位居世界前列。铌矿储量已探明455.9万吨，产量占世界总产量的90%以上。已探明铁矿储量为333亿吨，占世界的9.8%，居世界第五位，产量居世界第二位。石油探明储量为153亿桶，居南美地区第二位（仅次于委内瑞拉）。2007年年以来，在沿海陆续发现多个特大油气田，预期储量为500亿至1500亿桶，有望进入世界十大储油国之列。

巴西农牧业发达，是世界蔗糖、咖啡、柑橘、玉米、鸡肉、牛肉、烟草、大豆的主要生产国。巴西是世界第一大咖啡生产国和出口国，素有"咖啡王国"之称。巴西又是全球最大的蔗糖生产和出口国、第二大大豆生产和出口国、第三大玉米生产国，玉米出口位居世界前五，同时是世界上最大的牛肉和鸡肉出口国，也是世界上最大的柑橘生产国，即便是气候不佳的2018年，巴西的柑橘总产量也增加了26%，达到了2020万吨，且大量出口，巴西柑橘的60%用于加工浓缩橘汁供出口，巴西已成为世界最大的柑橘浓缩汁生产国。世界总消费的80%的浓缩橙汁是巴西出售的。巴西的可耕地面积约为1.525亿公顷，已耕地面积约为4660万公顷，牧场面积约为1.77亿公顷，2012农牧业产值同比下降2.3%，粮食总产量为1.66亿吨。主要粮食作物玉米分布在东南沿海一带。农业也被视为拉动巴西国民经济的火车头。依托农业优势，巴西从20世纪70年代开始进行绿色能源研发，从甘蔗、大豆、油棕榈等作物中提炼燃料，成为世界绿色能源发展的典范。巴西不仅是世界生物燃料生产和出口大国，也是世界上唯一一个在全国范围内不供应纯汽油的国家。巴西消费的燃料中有46%是乙醇等可再生能源，高于全球13%的平均水平。

第二节　巴西经济发展状况

2000年以来，巴西整体经济呈现增长趋势，2013年之后又出现急剧下滑。针对巴西经济衰退的问题，巴西政府奉行"经济自由主义"，开展"三降一改一补"结构性改革，即降低公共债务、降低总体赋税、降低贸易壁垒、改革养老金制度、补齐基础设施短板。2019年，巴西经济改革持续推进，经济复苏步履缓慢。近年来，巴西经济持续处于衰退状态，经历疫情防控和经济复苏的双重压力后，巴西的疫情后经济走势存在着较大的不确定性。

巴西的通货膨胀问题严重影响其经济发展。2015年，巴西通胀率达到了历史最高值，之后为预防通胀率进一步上升，巴西政府实施了一系列相关措施，有效地降低了通货膨胀率。在2017年，通货膨胀率降到3%以下。然而，近年来巴西通胀率又呈上升趋势，2020年巴西通胀率为4.52%，巴西的通货膨胀问题亟须解决。

巴西不仅存在高通胀问题，还面临失业率持续上升问题。巴西失业率自2015年超过8%之后居高不下，整体涨势较快。2020年巴西失业率是近十年以来的最高值，高达13.5%。巴西整体失业率居高，尽管2017年之后有较小幅度的下降，但如今失业率又呈上升趋势。

在经济全球化的大背景下，巴西工业并未收获发展福利，为了促进经济发展，巴西急于去工业化实现自身目标，但急功近利的做法又引发出一系列问题。首先，去工业化损害了巴西经济韧性，疫情期间，巴西生产能力不足，导致经济动荡。其次，全球技术革新容易造成巴西被边缘化，巴西自身科学技术不够强，科技研发投入和中、高技术产品出口还有待提升。疫情冲击之后，由于巴西产业空心化问题的加剧，其经济脆弱性也随之加剧。

一、巴西的工业产业

巴西工业体系较完备，实力居拉美首位。2019年工业产值为1.30万亿雷亚尔，占国内生产总值的17.8%。2021年工业产值增长3.9%。主要工业部门有：钢铁、汽车、造船、石油、水泥、化工、冶金、电力、建筑、纺织、制鞋、造纸、食品等。民用支线飞机制造业和生物燃料产业在世界居于领先水平。20世纪90年代中期以来，药品、食品、塑料、电器、通信设备及交通器材等行业发展较快，制鞋、服装、皮革、纺织和机械工业等萎缩。

巴西的工业主要分布在东南部圣保罗、里约热内卢等地区。圣保罗邻近的米纳斯吉纳斯州有着丰富的铁、锰、镍等矿区以及咖啡、棉花、甘蔗等产区，附近水力资源丰富，为圣保罗城市发展提供了有利条件。第二次世界大战后，外国投资增加，重工业比重增大，工业结构趋向多元化。传统工业及新兴工业得到扩大和发展，其中汽车工业及其相关工业发展尤为迅速。在近海地区库巴唐建立了大型炼油厂和钢铁联合企业，城市周围形成了一些新的工业区。

1.钢铁业

巴西钢铁协会（Instituto Aço Brasil）数据显示，2020年，巴西粗钢产量为3141万吨，同比下降3.5%；全国钢铁产品国内销量为1946万吨，同比增长3.5%；全国钢铁产品表观消费量为2145万吨，同比增长2.5%。

2.汽车业

巴西汽车销售商联合会（Fenabrave）数据显示，2020年巴西汽车销售量为316.28万辆，同比下降21.6%。其中，轿车销售161.56万辆，同比下降28.7%；轻型车销售33.5万辆，同比下降15.5%；卡车销售8.9万辆，同比下降12.3%；客车销售1.8万辆，同比下降33%；摩托车销售91.6万辆，同比下降15%。全球主要汽车企业均在巴设立组装厂及销售中心，包括戴姆勒AG（Daimler AG）、大众（Volkswagen）、菲亚特（Fiat）、伊维柯（Iveco）、本田（Honda）、三菱（Mitsubishi）、尼桑（Nissan）、丰田（Toyota）、标致（Peugeot）、雷诺（Renault）、沃尔沃（Volvo）、斯卡尼亚（Scania）、路虎（Land Rover）等。

3.石油天然气业

巴西从20世纪50年代开始进行石油天然气勘探开发。根据巴西国家石油、天然气和生物燃料局（ANP）数据，2020年，巴西石油产量达到历史最高纪录，日产量达到每天294万桶，较上年增长5.5%；天然气日产量为1.27亿立方米，较上年增长4.1%。全年石油总量为10.73亿桶，天然气总产量为465亿立方米。岩下油气占全国总产量的68.6%。

4.航空业

1969年巴航空工业起步。目前，巴西航空工业公司为世界第3大民用飞机制造企业和巴西主要出口创汇企业之一，在生产120座以下支线飞机方面居世界领先地位。主要产品为ERJ-145系列和E170/190系列支线喷气客机、"超级大嘴鸟"螺旋桨战斗机等。

5.航天业

巴西航天业规模为拉美最大，导弹与航天产品包括战术导弹、运载火箭、资源遥感卫星和卫星地面设备等，已有能力向其他国家出口战术导弹和航天产品的分系统。巴西拥有资源遥感卫星的技术，能够研制生产气象雷达、卫星通信天线及相关的地球站。

6.工程机械

巴西机械设备工业协会最新数据显示，2021年巴西机械设备产量将增长18%～20%。2021年上半年，机械设备生产行业收入为1002亿雷亚尔。2021年前6个月行业产量同比增长40%。根据该行业协会的数据，预计2021年行业投资额可达70亿雷亚尔，与2020年相比增幅有望达到32%。

7.采矿业

据巴西矿业协会（Ibram）最新数据，2021年上半年，巴西矿业企业收入为1490亿雷亚尔（1美元约合5.2雷亚尔），同比增长98%，预计矿产部门全年收入有望达到3000亿雷亚尔。铁矿石是巴西矿业领域的主要产品。2021年1月铁矿石价格为每吨155美元，6月底平均价格达到每吨183美元。铜均价上涨65%，镍均价上涨41%。2021年上半年，巴西矿产品产量仅增长2%，达到5.35亿吨。铁矿石开采收入达到1075亿雷亚尔，同比增长135%。黄金是矿产行业的第二大产品，销售额为137亿雷亚尔，增长了46%。铜销售收入为81亿雷亚尔，同比增长52%。

二、巴西的农业产业

巴西农业占地广阔，主要种植咖啡、大豆、玉米、棉花和甘蔗等农作物。它是世界上最重要的农业国之一，被誉为"世界未来的粮仓"。目前，巴西大豆、咖啡、甘蔗产量居世界首位，牛肉产量排名第二，大豆、蔗糖、咖啡、玉米、牛肉、鸡肉出口额位居世界第一。近年来，巴西已成为中国第一大农产品进口来源国。

根据联合国粮食及农业组织（FAO）数据，2016年巴西已成为全球第三大农产品出口国，农产品出口额占全球的5.7%。2020年巴西超越美国成为世界第一大玉米出口国，玉米出口额达58.53亿美元，出口量为3443.19万吨，比2000年分别增长了624倍和5146倍。巴西是世界上最重要的蔗糖出口国之一，2010年前，俄罗斯一直是巴西蔗糖出口的第一大目的国，目前中国已取代俄罗斯成为巴西蔗糖第一出口目的国，2020年巴西出口到中国的蔗糖金额占其蔗糖出口总额的14.75%。巴西是重要的咖啡出口国，巴西咖啡出口的市场集中度较高，美国、德国、意大利、日本、比利时是巴西咖啡出口的主要目的地，20年来巴西对这些国家的咖啡出口合计占比维持在60%。

此外，巴西鸡肉、牛肉和猪肉出口量均居世界前列。

在所有进口农产品中，谷物是巴西进口量最多的农产品，2020年其谷物进口额为25.42亿美元。除此之外，酒、动植物油、蔬菜、水果以及水产品等农产品也属于巴西的重要进口产品。

三、巴西的服务产业

服务业对巴西经济发展举足轻重，不仅是产值最高的产业，也是创造就业机会最多的行业。受新冠疫情影响，2020年巴西服务业产值下降了7.8%，其中家庭服务降幅达到35.4%，专业和行政服务下降了11.4%，运输和邮政服务下降了7.7%，信息和通信服务下降了1.6%。2021年8月，巴西零售和消费协会（SBVC）发布的年度报告"300家最大的巴西零售公司"显示，2020年，巴西五家最大虚拟商城销售额总计为1239亿雷亚尔，同比增长81%。主要网络销售平台包括：Mercado Livre、Magazine Luiza、Americanas、Via和家乐福。

四、巴西的短板：去工业化

巴西本身的工业技术比较落后，不能生产出高附加值的产品，更不能把丰富的基础资源转化为高新科技力量，于是利用资源进口和引入外资，以刺激民族工业，从而获得足够的能源和先进的工业设施。

当时的巴西利用大量的补贴，鼓励中产阶级去购买产品，这诱发了严重的通货膨胀问题，也加大了国内贫富差距。当时巴西能力有限，无法解决这一重大问题，致使社会矛盾不断加剧。同时，国际危机开始时，资本主义国家上调了国际信贷利率，导致巴西的外债发生恶性增长，巨额债务让巴西的经济逐步沦为负增长。

巴西的外汇很快被用光，只能宣布停止偿还债息。巴西为了缓解巨额债务压力，被迫放开国内市场，国内工业企业压力突增，为应对生产效率低下和生产成本提高的问题，巴西决定走"去工业化"之路。

巴西开始把重心转向消费型经济，大力扩张第三产业。巴西通过出口拉动经济增长，出口国内的资源如石油、铁矿等大宗商品，提高国家收入。仅依靠出口资源产品，无法实现真正的可持续发展。也因为去"工业化"，导致巴西工业仍然集中在资源密集型领域，出口初级产品和中低端制成品，大量进口高技术制成品，出口资源产品缺乏技术含量，长此以往，国家工业的核心动力会大幅降低，技术水平就会落后于先进国家。然而，巴西并未合理利用出口资源换来的收入，甚至拿出了近20%的财政收入施行各种福利政策，例如养老金、就业补贴、消费补贴等政策。重视实体经济是提升国际竞争力的基础，实体经济是否占据主导地位决定国民经济的稳定与否。实体经济创造价值，而虚拟经济则是分配价值。

第三节　我国与巴西经济、社会发展比较

1978—2022年，我国进行了一场波澜壮阔的变革。中国经济持续30年保持高速增长，成为世界第二大经济体，创造了举世瞩目的"中国奇迹"。

巴西的工业化进程开始于二战以后。1948年至1979年间，巴西国内生产总值平均增长率达7.2%，其中在1968年至1973年间，更是取得10%以上的高速增长，让全球为之震惊，被称为"巴西奇迹"。

中国与巴西同为"金砖四国"成员国，前者是亚洲地区国土面积最大、人口最多的国家，后者是拉丁美洲地区国土面积最大、人口最多的国家。作为当今最有建设成就的两个发展中国家，中国与巴西在各种经济发展过程中有许多差异与相似之处（表3-1）。

表3-1　中国与巴西经济、社会发展比较

	中国	巴西
政治	从政党制度方面看,中国共产党领导的是多党合作和政治协商制度,既不同于西方国家的两党或多党竞争制,也有别于有的国家实行的一党制。	巴西政治体制分为三级:联邦、州、市。巴西是一个联邦制的共和国,包括26个州和一个联邦区。每个州有各自的政府,结构与联邦政府相同。除联邦政府特别保留的或分配给市政会的权力外,州政府拥有各州宪法所规定的一切权力。最高行政长官为州长,由公众直接选举产生;立法机构为州议会;司法机构的模式与联邦的一样,其司法权不得与联邦法院有冲突,也不能凌驾其上。
经济	中国特色社会主义经济持续向前发展,早已成为世界第二大经济体,2021年全面建成小康社会,开启第二个百年奋斗目标。	巴西实力居拉美首位,在世界经济中居前十位之列。服务业、工业、农牧业为国民经济的支柱产业。

续表3-1

	中国	巴西
文化	中国有深厚的历史底蕴,上下五千年文明源远流长。	巴西文化具有浓郁的拉美特色,具有多重民族的特性。巴西作为一个民族大熔炉,有来自欧洲、非洲、亚洲等其他地区的移民。在音乐、舞蹈方面都有十分不同的表现。
产业结构问题	1.产业结构和就业结构严重扭曲,大量劳动力滞留在农业中; 2.工业吸纳就业的能力下降; 3.服务业发展滞后; 4.可持续发展面临较大压力。	1.从第一产业来看,"金砖四国"的第一产业比重一直处在明显的下降过程中,巴西从20世纪90年代开始基本上处于总体平稳、稳中有降的态势。 2.第二产业所占比重近20年来下降得很快,波幅和降幅在四国中最大。巴西第二产业国际化程度比较高,容易受全球市场影响,而第二产业对经济增长的拉动作用不足。 3.从第三产业来看,"金砖四国"第三产业比重总体处于上升态势。巴西、俄罗斯、印度三国上升都比较快,巴西受金融危机影响波动最大。
就业情况	1.从总量上看,当前及今后一个时期,我国就业形势依然严峻,劳动力供大于求的矛盾长期存在,总量压力巨大。 2.大学生就业问题是近年来非常突出的社会问题,且有愈演愈烈之势。 3.农民工就业形势的分析,需要从"就业"和"招工"两个层面看。农民工"就业难"主要是两个层面:一是找不到工作即无业可就;二是不能持续、稳定地就业,也就是说就业质量很低。 4.困难群体人员就业形势严峻,就业困难人员群体的就业形势一直以来不容乐观。他们自身条件较差、有就业愿望但又很难实现就业和创业。	据统计,目前巴西城镇居民的失业率达13%,失业人数为275万,而且就业市场仍在进一步缩小。卢拉政府推出的"初次就业计划",旨在发挥社会各阶层的作用,在全国范围内建立一个促进青年就业网。

第四节　"一带一路"背景下中巴区域经济合作的影响因素

一、经济利益因素的影响

"一带一路"背景下，中国与巴西的经济贸易投资，逐步实现了互惠互利，优势互补，强强联合。中国饮食受巴西影响，具有越来越多的巴西特色，而在巴西，"中国制造"随处可见，当地人的生活便利离不开中国这个制造大国。巴西具有丰富的农业资源，但道路基础设施并不先进。中巴企业合作日益增多，基础设施设备逐渐完善，两国努力构建优势互补新局面。在基础设施联通方面，虽然两国不具备陆路联通的地理条件，但中国对巴西的基础设施投资呈现出"井喷式"的增势，有效地弥补了巴西经济发展长期面临的基础设施投资能力的欠缺，而横跨南美大陆的"两洋铁路"规划有助于巴西更便利地融入亚洲市场。

随着两国经贸合作日益加快，中巴互利共赢局面形成，在投资数额、领域等都已初具规模。中国投资数额快速增长且投资涉及众多领域，遍及电力、基础设施、家用电器、金融、采矿、钢铁、电信、自动化、农业等行业。可以预见，在中国和巴西加强产业对接和产能合作、"两洋铁路"等重大项目取得实质性进展的推动下，中巴经贸合作将迈向更加成熟、稳定的新阶段。

二、地缘政治因素的影响

国际舞台上的新兴发展中国家，除了自身所拥有的客观物质资源和政治取向，外部政治环境同样决定着国家发展的质量。巴西作为具有重要影响力的新兴经济体和中国重要的经贸伙伴，在中国国际合作中占据重要地位。"一带一路"倡议提出以后，在亚洲、欧洲乃至全世界都产生了广泛影响，收获了积极回应。巴西位于南美洲的东部，东临大西洋，是南美洲面积最大的国家，在世界上排名第五（俄罗斯、加拿大、中国、美国、巴西）。它虽然远隔太平洋，但也积极地参与到"一带一路"建设之中，为把他们的经济社会发展同"一带一路"所倡导的精神及相关的项目实现对接，巴西政府和民众已做出了大量积极的努力。"一带一路"背景下中巴合作是顺应时代潮流之势。投资数额逐步增长、领域不断扩大，这是中巴合作的典型特征，也必将开启互利共赢新篇章！

三、社会文化因素的影响

持续推进"一带一路"合作项目，有效地加强了中巴两国间的民间交流。近年来，在人文交流方面，巴西"汉语热"和"中国研究热"正如火如荼。太平洋两岸同时举办数百场"文化交流年"文化活动，华夏文明与巴西文化相互碰撞、交融，中巴民心相通。正因如此，两国间的教育交流也发生了诸多改变，巴西来华留学生数量增长迅速，中巴两国参与智库交流的主体明显增多。拉美地区最大的孔子学院，提供了便利条件帮助当地民众学习汉语、抓住更好的工作机会。广泛开展各种形式的文化、教育、学术、体育交流与合作，有助于中巴关系发展。中国和巴西拥有共同的利益诉求，不断深化两国政治互信，务实合作稳步前行，许多重大倡议项目取得了突破性进展。2017年5月在北京召开的"一带一路"国际合作高峰论坛，一方面反映出"一带一路"倡议广泛的国际影响力和感召力；另一方面，"一带一路"也成为中国同巴西深化合作的新动力，本着共商、共建、共享的精神，探讨在"一带一路"框架内加强发展，促进互联互通和联动发展，将中巴合作推向新高度。

两国社会制度以及观念上总会存在一些差异，而这两种文化的较大差异会使得两国在经济往来时不可避免地发生一些误解和猜疑，如果不能很好地进行对话和沟通，两国的经济贸易合作将会受到影响，所以我国在对外经贸合作时都会本着互利共赢的态度，以促进双方友谊和经济发展。

四、合作制度因素的影响

合理的制度是两国经贸合作顺利进行的坚实基础。2023年是"一带一路"倡议提出10周年，当前已有21个拉美国家与中国签订了"一带一路"合作协议。虽然中国自2009年以来一直是巴西最大的贸易伙伴，如据中国海关统计，2022年中巴双边贸易额为1714.9亿美元，其中中方出口额为619.7亿美元，但由于巴西上一任总统采取亲西方、远中国的政策，因此，中巴两国此前呈现"政冷经热"局面，巴西并未有如阿根廷、智利等拉美大国一样，与中国签订共建"一带一路"合作协议。如今，随着卢拉2023年1月再次就任巴西总统，并在2023年4月11日至14日对中国进行国事访问。卢拉这次访问的主要议程之一便是巴西将加入"一带一路"倡议，相信巴西若能与中国签订共建"一带一路"合作协议，在新基建、新能源、新亮点、新市场等领域与中国进一步加强合作，将有助于提振巴西的经济、科技和社会等领域。

第四章　巴西医疗卫生制度及其政策法规

第一节　巴西医政管理制度

为了让所有人都能得到医疗服务，充分发挥政府主导和市场补充两个方面的作用，巴西通过立法在全国范围内建立了"统一医疗体系"，该体系包括三级医疗服务网络、全民免费医疗制度和个人医疗保险制度。

一、统一医疗体系

1."统一医疗体系"的基本理念和原则

1986年，巴西政府为改变医疗卫生领域的不公平状况，明确把保障所有公民的健康权作为各级政府的责任，提出建立"统一医疗体系"并写入了新宪法。宪法对"统一医疗体系"的基本理念和原则做出了明确规定：（1）人人享有卫生服务，每一个巴西公民，不论种族、地区、宗教信仰和社会经济状况，都有权得到政府举办的各级医疗机构的免费治疗；（2）在"统一医疗体系"面前，人人平等，按需要进行治疗，同时要满足不同地区、不同人群的特殊医疗服务需要（妇女、土著人、老年人），因地制宜、因人而治；（3）强调医疗卫生服务的全面性和系统性，防治结合，医疗、预防和健康教育三位一体；（4）确立"分级管理""权利下放"和"社会参与"的组织原则，联邦、州、市三级政府职责清晰、责任明确，区域内居民参与本地区"统一医疗体系"管理委员会的管理。

2."统一医疗体系"的组织形式和管理方式

根据新宪法的规定，在广泛征求各方面意见的基础上，巴西制定了相当于实施细则的两个联邦法令：Lei 8080/90 和 Lei 8142/90。其中8080法令对"统一医疗体系"的组织形式和管理方式的具体内容做了严格规定，把医院管理、临床诊断治疗的权力下放到基层；8142法令对"统一医疗体系"的资金来源和使用做了严格规定，同时对私立医疗机构收费也进行了规范。

二、卫生服务网络

巴西医疗卫生服务网络由两大子系统构成：一是"统一医疗体系"政府举办的医疗机构；二是私立医院、诊所等补充医疗系统。

（一）卫生服务网络构成

政府举办的医疗卫生机构分为三级：社区卫生服务机构、小医院、大型医院，以及承担公共卫生方面责任的实验室、制药厂、血库、医疗科研机构等，分别由卫生部、州卫生厅和市卫生局领导。截至2005年，巴西有5864所公立医院（或高校附属医院）、63662所社区卫生服务机构。2005年1—10月，"统一医疗体系"接待门急诊病人20亿人次；进行各种检疫检查114万次；为1630万名5岁以下儿童开展了计划免疫；为1310万名60岁以上的老年人打各类预防针；政府为公立医疗机构就诊病人免费提供了价值32亿美元的药品，包括艾滋病治疗药品。

（二）社区卫生服务机构是"统一医疗体系"的基础

居民看病必须先到所在社区卫生服务站就诊，社区卫生服务站医生看不了的病，才能转到设备和医疗水平较好的上一级医院。社区卫生服务站的主要职责和功能包括：一是门诊、急诊和首诊服务，承担常见病、多发病治疗任务。对老年人慢性疾病进行随访治疗和分发药品。二是转诊服务和临床观察。对于病情较为严重的病人，及时报告给市转诊中心，由转诊中心安排上级医院就诊。对临时转不走的病人，留在社区卫生服务站进行临床观察治疗。三是公共卫生和预防保健服务。社区卫生服务站配备专职人员，按照巴西卫生部规定对0～10岁儿童、11～19岁青少年、20岁以上成年人和60岁以上老年人进行疫苗接种和打预防针；预防和控制传染病，对一些重大传染病（如艾滋病、结核病等）进行随访治疗等。四是孕产妇和儿童保健服务。孕产妇登记、产前检查、分娩和新生儿护理、产后访视等。五是开展健康教育、疾病康复等。巴西的社区卫生服务机构一般覆盖几万人口，每天接诊上百人，承担了大量的医疗服务。

（三）公立医院是"统一医疗体系"的支柱

以圣保罗市为例，该市有1500万人口，有4家大医院（2所是大学附属医院、1所是联邦政府举办、1所是州政府举办）、43家中小医院、340家社区卫生服务机构。圣保罗州立医院拥有820张病床，平均每天接诊5000名病人，其中800名为急诊病人，4200名为转诊病人。主要职责和功能：一是接收社区或下级医院需要住院和手术治疗的转诊病人，进行急诊急救服务（包括脏器移植、肿瘤切除、心脏病治疗、出生缺陷治疗等大手术）。二是承担国家医学科研任务。公立大医院拥有CT、核磁共振等大型医疗设备以及ICU、CCU、中心实验室等设施，国家许多医学研究和临床试验放在大型公立医院进行。三是承担教学与进修任务。圣保罗医院是一所教学医院，是学生实习与医生进修基地。巴西政府规定每个医学生在医学院毕业后，先到公立医院实习，做住院医生。

（四）公立医疗机构的转诊制度

在巴西，病人就医有一套严格的就诊流程规定，其特点是根据病情实行双向转诊。每个城市均设有专门的转诊办公室，主要工作是掌握全市每所医院每天病床等资源使用情况，并据此负责指挥调度全市每所医疗机构、每个病人的就医流程。

患者首诊必须到社区卫生服务机构。社区卫生服务机构根据病情程度确定去留，需要转院治疗时由社区卫生服务机构直接与转诊办公室联系，由转诊办公室联系并安排适当的医院就诊。病人转院后，如果大医院认为该病人不符合重症的要求，能够在小医院或社区卫生服务机构治疗，大医院可以把病人退回小医院或社区。在圣保罗市住院和手术病人平均住院天数为8天，8天以后转回小医院、社区直至家庭进行康复。转诊系统在社区配备了救护车，需要转诊的病人，由社区送到转诊办公室确定的上级医院。对于危重病人，上级医院派医生、护士和救护车来社区接病人。为了减小大医院的压力，把病人留在社区，许多大医院的医生都到小医院和社区兼职管理病人，以减少病人在医院的住院时间。如许多糖尿病患者，在医院确定治疗方案后，让病人回到社区，医生经常到社区指导患者治疗。严格的就医流程和转诊制度使巴西的卫生资源得到了充分、合理利用。

三、医疗保障制度

（一）全民免费医疗制度

目前，巴西的全民免费医疗制度已覆盖了75%的居民。公立医疗机构对病人实行免费治疗，不收取病人任何费用，住院患者还免费享受一日三餐。医院所有费用由政府支出，政府根据医院的工作量，按病种成本核定医疗机构的费用，按期拨付。职工工资和科研等费用由政府另行拨付。

国家通过建立社会保障税（主要从个人收入所得税、金融周转税、企业法人利润社会税、企业社会保障税、汽车牌照保险费等）来筹集卫生费用。国家《预算指导法》规定：联邦、各州和各市政府财政预算中，卫生经费分别不少于15%、12%、15%。2002年，巴西卫生总费用占GDP的8%，政府医疗卫生支出占卫生总费用的比例为46%，私人医疗保险费用占卫生总费用的比例为54%，政府医疗卫生支出占政府财政支出总数的10.1%。平均每个居民医疗卫生费用按当地汇率计算为266美元。

（二）私人健康保险制度

私人健康保险制度大约覆盖25%～30%的巴西公民，据私立医疗保险公司协会统计，大约有 4500 万～5000 万人购买了各种形式的私人健康保险。他们多数是工业和服务业的雇员，由所在公司集体办理医疗保险。有些家庭或个人直接与保险公司签约获得私立医疗服务或同时享有双重保险。保险公司按照投保人的投保额与私立医院通过签订合同，确定服务项目和费用。考虑的因素包括：（1）保险公司与医院签订合同的人数越多，单位价格越便宜；（2）不同年龄、性别的投保人价格不一，老年人和妇女的合同价格更高；（3）不同治疗手段、方法和服务内容价格不同，比如单项手术和病种费用，都要与保险公司协商。

其医疗卫生体制的特点：

一是宪法保证全体国民享有免费医疗卫生服务的权利。凡本国居民无论贫富或就业与否，都可在公立卫生机构获得免费的医疗和预防保健服务；公立医疗机构的社会目标明确，即救死扶伤，对所有病人都要因病施治，不得拒绝提供医疗服务。同时，富人也可在私立医疗机构获得条件更好、服务更周到的医疗服务。

二是卫生事业以政府投入为主，同时进行多渠道筹资。各级政府卫生事权和财权划分明确，中央主要制定重大疾病防治规划和政策，按项目进行预算投入；地方主要执行和实施公共卫生项目，负责举办和管理各类卫生机构。政府卫生投入一般都超过财政总支出的 10%，用于保证公共卫生机构和各类公立医院的正常运行和医疗服务的开展。同时，鼓励私立医疗机构和商业医疗保险发展，作为不可缺少的补充。

三是医疗机构任务功能分工明确，资源利用效率高。巴西卫生服务网络覆盖了全体城乡居民，且布局合理。三级卫生服务机构功能任务分工明确，即以社区服务中心（诊所）为基础，主要承担"小病小祸"、慢性病治疗和初级卫生保健服务；以专科和普通综合医院为枢纽，主要针对常见病和多发病，解决大多数患者的住院诊治问题；以大型综合医院为依托，主要从事疑难杂症诊治、医学科研和教学。在基层工作中，疾病的预防控制和医疗保健较好地实现了结合和统一。双向转诊制度在转诊机构的统一指挥下运转有效，充分发挥了现有资源的利用效率，降低了整体运行成本。

四是重视人才培养，从业机制灵活。医生必须拥有大学学历，高校附属医院和大型综合医疗中心的全科训练是年轻医生成功的必由之路，40 岁以前医生往往都在努力地学习和实践。医生是自由职业者，国家鼓励并规定医生必须到基层工作。政府规定公立医院的医生工作时间每周不超过 40 个小时，其他时间医生可以与社区卫生服务机构、私立医院和其他公立医院签订工作合同，多点执业，并取得合法收入。其优点是既解决了基层医疗机构的高质量医生来源问题，又增加了医生的收入，医生的收入一般是社会平均工资的 3～4 倍。

第二节　巴西口岸通关相关政策法规

巴西的海关事务由财政部下属联邦税务总局具体负责，具体内容包括海关政策的制定和执行、关税的征收以及海关监管制度的实施等。根据联邦税务总局的海关条例，所有货物的报关程序，均需通过巴西外贸网络系统进行。货物申报单在外贸网络系统立案之日起即为报关程序的开始，货物道关授权在外贸网络系统正式通知之日起即为报送程序的结束。巴西海关根据风险分析对报关货物实行抽检的审查方式，即按照绿色、黄色、红色三种不同颜色分类处理。绿色即报关货物可全部免检，并自动通关；黄色即仅检查报送文件，若被核实，货物则自动通关；红色即报关文件和货物均需进行检查后方能通关。若进口货物需申领进口许可证，进口商一般应在货物装船前向巴西工商旅游部外贸操作局提出申请，该进口许可证在装船之日起60天内有效。货物到港后90天内进口商应办理报关手续，并将进口申报单输入外贸网络系统进行登记，开始报关程序。申报单的内容应按联邦税务总局的规定格式填写。在巴西海关审核了一系列进口申报数据后，进口商才可提货。根据有关规定，海关应在5个工作日之内给出验货结果，验货时当事人应在场，货物若需样检，费用由当事人承担。另外，有些特殊商品可采取提前报关制，例如散装货，易燃易爆和有辐射性的危险货物，活畜，植物以及新鲜水果等易损货物，印刷用纸张，政府部门进口的货物，陆路、河、湖运输的货物。

1986年7月23日，关贸总协定第七条的补充协议在巴西正式生效，并成为巴西关税计征的基础。目前，巴西大多数商品的关税税率在0～35%之间，资本货税率一般为5%，日用消费品税率较高，如家用电器税率为32%，玩具税率为35%。

对入关产品价值的确定主要分为以下五种：成交价、相同产品的成交价、相似产品的成交价、减去法所得价（即用零售价减去关税和佣金后的价等）和计算价（即用生产成本、利润和其他费用计算得出的价）。

海关官员首先采用成交价（即事实支付或将支付的价格加上其他各种费用）确定进口商品的价值。如果这种方法被海关拒绝，可以采用其他四种（即相同产品的成交价；相似产品的成交价；减去法所得价，或计算价）来确定进口商品的价值。

在巴西，关税主要以CIF价计，以巴西货币支付。当巴西海关官员对出口商申报的货物价值提出疑问时，出口商有8天时间决定新的报价。进口商可以在30天之内对出口商的新报价做出反应。

一、关税调节

当地时间 2023 年 4 月 11 日，巴西联邦税务局局长 Robinson Barreirinhas 在接受采访时宣布，将采取一项临时措施，终止现行的简化税制（RTS）政策中，对于寄给个人、海关估价不超过 50 美元的货物免征关税政策。

这意味着 CIF 在 50 美元以下的商品也需缴纳进口税，根据巴西现行的法律规定，单件价值不超过 3000 美元的国际邮政货件，由巴西联邦税务局根据简化税制（RTS）进行清关。根据该简化税制，进口 CIF 价在此区间的商品按固定统一税率 60% 对进口商品征税，即（海关对商品估价+运费+保险价值）×60%。

对于货值在 3000 美元以上的商品，需要自行进行清关，根据我国商务部的数据，巴西关税税率在 0～35% 之间。同时，进口商品还须征收州销售税、联邦税，特定产品须征收额外税等费用，其中州销售税（ICMS）税率是按 17%～19% 浮动的，按 CIF 价+关税+其他税费总和额外征收。

某业内人士简单算了一笔账：假设一个产品采购 FOB 价格是 100 美元，空运费用为 10 美元，保险为 2‰，CIF 价为 110.22 美元，关税为 66.13 美元，州税按照 18% 计算为 31.74 美元，其他固定费用为 5 美元，客单价在 213.1 美元以上才能获得利润。

除终止关税豁免外，巴西联邦税务局还将上线一个电子系统，供承运公司提前注册相关运输货物的详细信息，如果没有注册或正确申报，货物将无法完成清关，并寄回始发地或处以罚款，若发件人不愿支付费用，货物将被销毁。

此前巴西本土零售业曾多次向巴西当局施压，称来自亚洲的跨境电商利用政策，在销售产品时不征税或定价过低，损害了本国企业的利益，该国企业家协会 FPE 代表表示："巴西目前每天收到 50 万个来自中国的包裹，政府每年有数百亿的税没有征收。"

巴西总统卢拉、财政部部长费尔南多也曾多次回应，将考虑制定新的财政措施，对从跨境电商购买的进口商品征税。虽然巴西消费者也在通过社交媒体表达对征税计划的抵制，抗议征税将抬高物价，损害消费者利益，但目前看来巴西零售业取得了阶段性的胜利。该举措是费尔南多增加 1500 亿雷亚尔财政收入一揽子措施的一部分。

二、非关税调节

存款制：在这种制度下，进口商在进口商品时，必须预先按进口金额的一定比率和规定的时间，在指定的银行无息存入一笔现金，才能进口。这样就增加了进口商的资金负担，影响了资金的流转，从而起到了限制进口的作用。例如，第二次世界大战后意大利政府曾规定某些进口商品元论从任何一国进口，必须先向中央银行交纳相当于进口货值半数的现款押金，无息冻结6个月。据估计，这项措施相当于征收5%以上的进口附加税。

芬兰、新西兰、巴西等国也实行这种措施。巴西的进口押金制规定，进口商必须按进口商品船上交货价格交纳与合同金额相等的为期360天的存款，方能进口。

第三节　关税征收与海关估价

为保护民族工业，防止低价倾销，巴西政府在进口关税征收时主要采取以下两种措施：

1.设置最低限价或参考价，并据此征税，如进口价低于最低限价或参考价，海关将另计征差价税。

2.对低报价或有倾销行为的货物征收附加税。若某商品的进口是试用性质的（如拖拉机），以检测其质量和技术水平，那么进口商可向联邦税务局申请分期支付关税，支付期限为该商品的有效使用期。

海关估价是指进口国通过提高进口货物的海关估价来增加货物的关税负担和限制进口。阿根廷对鞋类、纺织品和服装征收一和最低特别进口税，其具体做法是：先对有关产品计算出平均进口价格，然后以这一平均价格的35%作为最低特别进口税予以征收。并且，在进口鞋类、纺织品和服装时，按最低进口税或关税中较高的一种征税，其实际征收的目的是抵消这些产品在阿根廷以低于原产地成本价或国际市场价销售而给国内制造商造成的损害。

最低特别进口税是根据所谓的"有关国际价格"计算的在进口价格低于"有关国际价格"时，实际征收的税率会超过35%，如果该产品的进口价格大大低于"有关国际价格"，其实际征收的税率仍可能超过35%。由此可见，按照这种做法，许多情况下实际征收的税率会超过35%。

第四节　进出口配额和许可证制度

一、进出口配额

（一）关税配额

在普遍的最惠国税率条件下，巴西没有采用关税配额以限制进口。然而，巴西对按发展中国家间全球贸易优惠制（GSTP）优惠进口的产品（如桂皮香精油、滚轴等）实施少量的关税配额，对关贸总协定关税约束的某些产品（如苹果和梨子）也实行关税配额。此外，按地区性组织或协定（如拉美一体化协会、南美共同市场）与某些成员国签订的局部性协议中也采用一些关税配额，譬如在很久前就与拉美一体化协会成员国墨西哥谈判确定了某些产品的关税配额。1991 年 10 月 17 日又与哥比亚重新签订协议中对某些产品取了关税配额，如从哥比亚免税进口的某些服装每年的配额限定在 150 万美元，而超配额的进口则要按最惠国税率（1991 年为 50%）进行。对南美共同市场成员国实行的关税配额自 1995 年 1 月 1 日起全部取消。巴西为了确保国内供给，对某些以减税待遇优惠进口的产品亦可以采取关税配额。

（二）进口配额

一般说来，巴西没有采用年度的进口配额来限制进口，然而，对于按特殊进口制度优惠进口的产品，可以对其实行配额限制。例如，用于科技研究的免税进口物品每年有进口配额的限制（1992 年的配额确定为 1.5 亿美元）。最近，对进口到巴西国内自由贸易区的产品亦确立了年度进口配额。

（三）出口配额

过去，巴西对国内市场紧缺的某些商品的出口采用数量限制，而现在这类限制已被消除——尽管有关的立法依然在起作用。其他类型的出口配额是由国际商品协定引起的，如按国际咖啡协定对咖啡实施了出口配额。按锡生产国协会（ATPC）的规定，巴西对锡的出口实行配额限制，尽管巴西只是该协会的观察员。受环境保护管理的树种，其木材出口亦受配额限制（每年确定两次）。从西拉州出口的横如树坚果也受出口配额限制。

二、许可证制度

（一）进口许可证

大部分进口到巴西的产品需要进口许可证，并且在大多数情况下许可证必须在货物在国外装船前就应办理好。按巴西当局的规定，目前，除了需特别批准的进口品外，进口许可证是由受权银行"自动"签发的。

办理进口许可证所需的时间已从过去 5 天以上缩短到目前不超过 1 天，所需的手续费亦从 1991 年年底前按交易额 1.8% 收取改为从 1992 年 1 月起 >100 美元才收取。对于许可证的有效期，农产品为 60 天，其他为 90 天。

在 1990 年 3 月前巴西对《进口管理条例》附录 C 中所列的数千种产品可以以国际收支为由暂停进口许可（有时甚至可以"暂停"数年），因而实际上起到了禁止进口的作用。1990 年 3 月巴西政府取消了附录 C。对该条例附录 A 中所列的产品（主要为书报杂志、一些药品、对人有害物品、多种收藏品邮票等）则不需要进口许可证。在某些情况下，办理进口许可证受到特别控制。如不少产品进口前需要预先从某些政府部门得到特别批准。这些产品包括：血液、会上瘾的产品、枪支弹药、核物质、除草剂、脱叶剂、飞机（零部件）、计算机硬件、石油、生皮、糖和酒精饮料。对于与健康、植物卫生环境、核问题和安全问题有关的产品，巴西亦保持着进口限制。此外，信息部门亦受到非关税措施的进口限制，旨在保护巴西公司在信息市场上的占有率。

（二）出口许可证

大部分物品可以采用出口申报的形式从巴西出口，这种申报是由出口商自己填报与办理的。少数产品（564项）的出口则需要专门的出口许可证。对按规定条件出口的所有产品亦需要出口许可证。

通常出口许可证须在货物运往国外之前办妥。但某些产品则可在许可证签发前就装运。在此情形中，出口商可在装船后的20天时间内办理许可证。许可证的有效期为30天。一些产品可不受特定的出口控制，但有几种商品的输出需得到外贸部的预先批准。出口许可证由外贸部免费签发。

需要出口许可证的产品主要有：牛肉、蝶翅、咖啡苗、巴西果、胡椒、花生、棕榈核、盐、电子表、锡矿、煤油、皮草及其制品、木材、木浆、羽绒及其制品、珍珠宝石、铜、镍、核反应堆、飞机引擎、涡轮喷气发动机、推机、粒子加速器及其部件、飞机及其部件、载重车、船舶等。在办理出口许可证时，要求提供有关出口价格、数量、交易日期和支付条件等基本情况。按国际协定规定的配额出口的咖啡亦需要由巴西咖啡管理机构批准的出口许可证，对各类咖啡还规定有最低出口价格，小于此者便得不到出口许可证。从1990年3月开始，巴西对其主要出口产品（除糖外）放宽了出口管理。

第五节 商品原产地证书

巴西的原产地证分三大类：向南共市成员国出口所需的原产地证、向拉美一体化组织成员国出口所需的原产地证和享受普惠制的出口所需的原产地证。原产地证一般由巴西商业协会联合会颁发，加工产品的原产地证可由巴西工业联合会颁发，有效期均为120天。

一、向南共市成员国的出口

南共市成员国间的贸易，以下商品需出示原产地证：①列入非共同关税过渡清单的商品；②商品本身未列入过渡清单，但商品生产所需原料、零部件被列入过渡清单的；③受保障措施、反倾销、反补贴限制的商品；④南共市贸易委员会决定的其他商品。事实上，上述规定几乎包括了所有商品。

下列产品可获得南共市原产地证明：①商品生产全过程都在南共市进行，所用生产原料也全来自南共市；②使用从非南共市进口原料加工的产品，或从非南共市进口散件加工装配的产品，如果进口部分的 CIF 价未超过产品出口 FOB 价的 40%；③冶金、通信、集成电路等产品，要符合专门的更为严格的原产地标准。

二、向南美一体化组织的出口

与南共市要求基本一致，不同的一点是进口部分的 CIF 价不得超过出口 FOB 价的 50%。

三、对享受普惠制的巴西产品出口

美国、欧盟等分别制定了原产地标准，对不同税则号的商品做出了极为详细的规定。例如，巴西向欧盟出口的非针织或非钩编的服装，如欲获得巴西原产地证，则从纱生产起（包括生产纱）的流程都要在巴西进行。

第六节　贸易救济措施

巴西是世界上实施保障措施最多的国家之一。WTO 反倾销委员会 2004 年 4 月 20 日公布的统计数字显示，自 1995 年以来，巴西采取反倾销行动共 109 起，在采用反倾销措施最多的成员中排名第八。自 1989 年 12 月对中国产品发起第一次反倾销调查以来，截至 2004 年年底，巴西共对中国产品发起了 21 起反倾销调查，涉及机电、五金、化工、轻工、纺织、食品等十几种商品。

2004 年 11 月 12 日，巴西政府在《中华人民共和国和巴西联邦共和国关于贸易投资领域合作谅解备忘录》中正式承认了中国的市场经济地位。

截至 2004 年年底，巴西正在执行有效期内的共 56 种商品的反倾销和保障措施案例中，有 14 例是针对中国的，占总数的 25%。这些商品是：台式风扇挂锁、大蒜、铅笔、草甘膦、自行车内胎、蘑菇罐头、螺纹钻头、玩具、环形磁铁、碳酸钡、保温瓶、金属镁、镁粉。其中，螺纹钻头和保温瓶处于复审阶段。

2004 年 6 月，巴西发展、工业和外贸部贸易维护局做出决定，根据巴西 BIC 亚马佐尼亚公司的申请，决定对原产于中国的圆珠笔进行反倾销立案调查。

2004 年 7 月 22 日，巴西发展、工业和外贸部贸易维护局根据巴西 M. AgostiniSA

和SobralInvicta SA公司对中国出口的保温瓶和保温瓶胆进行反倾销复审的要求和巴西有关法律，已对中国出口的保温瓶启动复审程序，在复审期间，继续征收反倾销税。对于保温瓶胆将不再进行复审，已于7月22日停止征收反倾销税。

2004年1月，巴西外贸委员会决定，针对玩具的贸易保障措施执行期再延长1年，延至2004年12月31日。对所有从南方共同市场以外国家进口的玩具在征收20%共同关税的基础上，再征收10%的附加税。

第七节　巴西医疗保障体系概况

在20世纪30年代以前，巴西医疗保险制度逐渐萌芽，在这一历史时期，医疗保障体系建立的主要目标是传染病预防与控制，而巴西政府提出的公共卫生措施也以预防传染病和地方病等为主。

20世纪30年代后，巴西政府持续推进公共卫生事业，医疗保险覆盖范围进一步拓宽，医疗保险制度得以快速发展。由于受第二次世界大战的影响，巴西国内的自由主义与民粹主义逐渐盛行，尤其是在纳粹主义瓦解之后。1945年，巴西正式建立了民主政府，巴西医疗保险制度的发展进程迎来了关键转折点：1946年颁布的《宪法修正案》规定，巴西联邦政府对于医疗保障建设工作负有重要责任。此后，巴西首次将卫生部单独划分为一个独立的部门，专门负责管理公共卫生领域的事务。同时，医疗保障体系率先在工人阶层建立起来，城镇职工开始享有比较完备的社会保障，临时工也能得到基本的医疗救助。医院等大型医疗卫生机构开始进行大规模建设，私人医院亦是如此，医疗基础设施设备逐步完善。

1988年，受英国国家卫生服务局的启迪，巴西颁布了《巴西联邦宪法》，赋予医保体系法律保障，这标志着巴西最终建成了国家统一医保体系。该宪法认为，保障公民健康是国家和政府的重要职责之一。因此，国家和政府应该承担本职责任，为公民提供免费医疗保障服务。在巴西国家统一卫生体系下，无论是否来自同一社会阶层，也不管具有怎样的医疗需求，所有公民都可以无条件拥有从接受预防保健、疾病问诊到享受治疗护理、康复观察的系统性服务的平等权利。

第八节　巴西中药产品上市监管法规

中医是中华民族在长期发展中积累的重要社会卫生经验，服用中药是中医的主要治疗手段之一，具有历史悠久、多种成分协同起效等特点。在现代社会中继续发挥其在预防、医疗和保健等方面的优势。随着我国综合国力的提升，中药产品作为重要的健康产品，越来越受到关注，产业的国际化也迎来更多机会。近年来，中国的药品和医疗设备在巴西很受欢迎，中国已成为巴西在该领域的第二大供应国。2008年，巴西从中国进口的药品和医疗设备总额达到6.17亿雷亚尔（约合3.56亿美元），较2007年增长83%。在巴西，医疗支出占GDP比例达到8%。

我国中药企业多次尝试将中药特别是中成药以药品的形式引入欧美等发达国家市场，但难度较大。以美国为例，截至2020年，并没有中药产品获批新药上市，仅有2个草药产品获批新药。相较于欧美国家，南美部分国家对中药监管相对包容，具有中药和中医疗法的使用基础。

巴西是南美洲最大的国家，人口超过2亿，同时也是南美国家中较具潜力的中药出口国，是南美最大的药品市场。中医药在巴西有一定的使用历史，使用人群主要为亚裔，估计人口在400万左右。

随着我国积极参与传统药的国际合作，中药已经进入巴西等南美国家药品监管的视野，巴西对中药的监管制度也发生了较大的变化。

一、巴西中药及草药的监管概况

巴西的草药监管机构为巴西卫生监督局（简称ANVISA），为国际人用药品注册技术协调会（The International Council for Harmonisation of Technical Requirements for Requirements for Pharmaceuticals for Human Use，ICH）成员，药品注册管理制度与国际接轨，是南美地区较具影响力的监管机构之一。ANVISA未设有专门的草药管理部门，近年来ANVISA对草药的监管较为重视，发布了一系列政策和决议，其主体法规包括《关于草药的注册和传统草药产品的注册通知（RDC 26 / 2014》和《关于中药产品制造和商业化的法规（RDC 21 / 2014）》。

这2部法规中所指草药是世界卫生组织（WHO）为了便于各国在评价和研究植物性药材时所做出的定义，即含有植物的部分或其他植物原料或组合物作为活性成分。中药则特指中国的传统药物，以植物性药材为主，包括中成药和中药饮片。

RDC 26 / 2014的注册对象包括"具有活性的草药"和较长使用历史的"传统草药"，主要是针对单方草药，并不包括以复方为主的中成药。其中"具有活性的草药"需要提供安全性和有效性的临床证据，可以理解为创新型草药。RDC 26 / 2014规定仅《巴西简化登记草药清单》或《欧盟传统草药专论》所收录的草药属于"传统草药"，此类草药在巴西注册上市较为容易，可以豁免提供安全性和有效性临床证据，不需要在医生的监控下使用。但中药品种一般并未收录于《巴西简化登记草药清单》或《欧盟传统草药专论》，无法简化上市申请，在RDC 26 / 2014的框架中上市具有较大的难度。

RDC 21 / 2014则是一部临时法规，现已获得延期，其监管对象为《中华人民共和国药典》（以下称《中国药典》）收录的非动物源性中药产品，是巴西对中药监管的主要法规，中药在RDC 21 / 2014的框架下上市较为顺利。

二、巴西中药立法（RDC 21 / 2014）背景

巴西与全球多数国家一样，其本土草药并没有类似中药的复方使用历史和文化，通常使用单味草药，因此缺乏对中药的文化认知。巴西早期对中药的监管并不严格，没有明确的法律，中药在较长的一段时间以膳食补充剂或普通商品等形式在亚裔人群中流通使用。直到2014年4月22日，ANVISA正式颁布了中药管理的临时决议RDC 21 / 2014（"RDC"在巴西医药产品行政监管中具备法律效力，其立法地位属于部门规章，是巴西药品监管规定发布的主要形式）。该决议将中药定义为"中国传统医药产品"（Traditional Chinese Medicine Product），并对中药上市、进口和销售做出规定，该规定实质上是较严格的中药管理政策。

RDC 21 / 2014是ANVISA参考派出官员赴中国实地调研的结果做出的决定。ANVISA在充分调研我国国家药品监督管理局对中药的监管机制的情况下，决定对《中国药典》收录的非动物源性中药免于卫生注册，并要求中药产品根据中药文献中阐述的传统名称命名。

RDC 21 / 2014的有效期限为3年，ANVISA曾计划将该决议上升为永久性法规，但受到新冠疫情等因素的影响，该计划受到了搁置，于2019年做出延长该临时决议的决定（RDC 280 / 2019）"，因此RDC 21 / 2014仍未到期废止。

三、巴西中药立法的主要内容和分析

巴西关于中药产品管理规定的主要内容（RDC 21 / 2014）共6条款项，其条款内容有："第三条　中药产品不作为卫生注册的对象""第四条　销售与《中国药典》规定的不同成分的中药产品和 / 或使用动物源性原料的中药产品，属于卫生违法行为，被视为违反卫生规定""第六条　可作为中药交易的产品，应只能根据具备资质的专业人士的处方来提供""第七条　中药产品的配药，仅限于合格的专业人士""第八条　作为中药交易的产品，不能在其标签、任何信息或广告材料包含适应症或治疗说明。产品标签应包含制药商和经过确认的专业名称""第九条　中药产品的商业名称应根据中药文献中阐述的传统名称命名"。与RDC 26 / 2014（草药和传统草药的注册制度）相比较为简要，RDC 21 / 2014的款项共15条，主要包括产品的注册、使用、包装和宣传等方面。其中RDC 21 / 2014

明确规定中药产品在巴西不需要进行卫生注册即可上市销售。

（1）《中国药典》是巴西中药产品认定的唯一标准（动物源性原料的中药产品除外）

巴西本身缺乏对植物药标准和药效的研究，2008年才出版首部《植物疗法目录》，因此，其中中药或草药监管规定中积极借鉴其他国家和地区的中药或草药法典。RDC 21／2014第四条规定，凡在巴西销售与《中国药典》收载内容不同的中药产品，均属于非法销售卫生产品。

（2）RDC 21／2014对中药上市要求较宽松，中药不需要进行卫生注册即可上市销售

对比RDC 26／2014（草药和传统草药的注册制度），"具有活性的草药"上市需要进行严格的登记，还需要提供安全性和有效性报告等证明材料，获得批准后才可上市销售。"传统草药"则可以豁免提交安全性与有效性报告，但也需要履行相应的登记程序，提供生产稳定性报告等佐证材料。

（3）RDC 21／2014对中药产品的包装和标签宣传做了严格的限制

RDC 21／2014第八条规定，在巴西上市流通的中药不能在外包装或者广告材料中提及其功能、主治。第九条规定，中药产品应按照传统名称命名。该规定严于RDC 26／2014（草药和传统草药的注册制度）。RDC 26／2014规定，草药产品的次级包装可以注明"商品名""使用条件""登记用途""不良反应"等内容，可以声明其获得批准的功能、主治，也并未明确禁止广告材料中提及其功能、主治，巴西在包装和功能、主治声明方面对中药的监管严于对草药的监管。

根据《中华人民共和国药品管理法》（2019）和《中华人民共和国广告法》（2015）等法律法规，中成药的包装标签必须列明功能、主治，广告材料不能在功能、主治基础上扩大宣传。尽管我国大部分中成药还沿袭传统的名称，但近年制定了中成药的命名指导原则，逐步规范中成药的名称。由于我国和巴西在中药的包装标签等标识规定上不一致，出口巴西的中药产品需要在包装标签上做调整，才能够在巴西合法上市。

（4）中药在巴西需要在专业人士的指导下使用

RDC 21／2014的第六条和第七条分别规定，中药的使用只能来源于具备资质的专业人士的处方；中药产品的配药也仅限于合格的专业人士提供，即所有中药不能用于自我治疗。然而，按照RDC 26／2014（草药和传统草药的注册制度）的规定，多数草药产品可以用于患者自我治疗，其中包括草药茶等以自我治疗为主的产品。按照我国对中药的管理规定，中成药的非处方药购买和使用不需要医生处方。巴西对中药使用环节的监管要求严于对草药的监管。

总体上，按照巴西的法律法规，巴西对中药的监管属于有条件的宽松，在政策制定中寻求平衡，一方面巴西的中药上市政策相对宽松，有利于中药在巴西的进口和上市。但另一方面巴西对中药的治疗声明、宣传以及使用进行了严格的监管，在一定程度上增加了中药在巴西非亚裔人群中的推广难度。

第九节　巴西中医药早期发展——以针灸为例

自1974年8月15日中国与巴西建立外交关系以来，两国关系发展顺利，并逐渐提升为全面战略合作伙伴关系。早在20世纪初针灸就被引入巴西，但是并不被普遍接受，随着两国关系的友好发展，两国的针灸交流也越来越频繁。1981年，中国针灸在巴西逐渐发展起来。1989年，里约热内卢州政府成立卫生局民间传统医疗机构，以指导中医针灸及民间疗法进入本州的国立、州立、市立医院，对中医针灸在巴西的合法化起到了促进作用。1996年8月，巴西联邦医学委员会最终表决通过了针灸议案，结束了非巴西医师不可从事针灸的提案。2006年，巴西国家卫生部特别颁发了971法案，将针灸、草药、顺势疗法及温浴等自然疗法纳入全国SUS医疗系统。目前，巴西约有15000多名针灸师，成立了多个针灸学术组织。2007年年初，巴西中医药针灸学会联络巴西针灸界及相关团体，与世界针灸学会联合会联系，组成代表团参加PL7703/06法案论坛会，并通过各种努力，维护了针灸的合法权益。

中国针灸在巴西逐渐发展起来，在20余年前，巴西圣保罗地区每年约有60万人愿意接受中医针灸治疗。1989年，巴西里约热内卢（当时巴西首都）州政府成立了卫生局民间传统医疗机构，对中国针灸及民间疗法（汉药、草药、自然饮食、导引等）传入州内的国立医院、州立医院、市立医院里进行普及、指导，此举对中医针灸在巴西的合法化起到了促进作用。1990年，圣保罗国家卫生部开始拟定一项计划把针灸纳入公共卫生体系，但遭到巴西联邦医学委员会（医师工会）的强烈反对，理由为针灸不具备科学的理论基础。1991年，参议院为了使针灸纳入法律范畴，更好地为民众服务，提出有关针灸立法的337号和383号议案。1994年，众议院修改为PLC67/95号议案，在参议院进行表决，后因只有巴西医学院毕业的医师才能从事针灸而被否决。理由有：（1）非西医毕业生容易刺伤脊髓及其他内脏；（2）非西医毕业生易传播乙型肝炎；（3）非西医毕业生因针灸的止痛效果会掩盖严重疾病的病情，并排斥在国外受过教育的针灸执业者控制、垄断这一专业。后经多年针灸临床观察及巴西病患的需要，1996年8月，巴西联邦医学委员会最终承认针灸在减少疼痛和控制炎症方面确实有效。故于

1997年4月17日巴西参议院对针灸议案的表决中，结束了非巴西医师不能从事针灸的提案。目前，巴西约有15000多名针灸师，仅圣保罗就有2500名。部分针灸师求助于私立途径进行针灸资格培训，包括去国外学习、师带徒、参加各种团体开办的学习班。因此，众多非医师的针灸执业者水平参差不齐，行医施治的方法因人而异、无标准状态出现在巴西的针灸执业界，还有从业者之间 因市场竞争引起不少内部矛盾等因素，导致中医针灸疗法在巴西开展了20余年，却一直未能取得合法化的标准。

中医针灸疗法由于价格低廉、疗效显著、无副作用等优势，引起巴西相关政府部门的重视，亦有部分医院设置了针灸科，采用针灸疗法治疗多种疾病，如各种疼痛、关节炎、面神经麻痹、自主神经功能紊乱症等，都取得了良好的效果。且在巴西12所大学的附属医院和37个公共卫生部，平均每月约有8000名病患接受针灸治疗，在圣保罗公务员医院针灸科每天接受针灸治疗的病人也络绎不绝。

目前巴西已成立了多个针灸学术组织，某些大学也开设了针灸课程及针灸培训班以培养中医针灸人才。另外，除了民间交流外，巴中两国政府间也进行了有关传统医学的交流，对巴西中医针灸事业起到了促进作用。

随着巴西广大民众对中医针灸的热爱和信任的增加，为了满足巴西广大民众的需求，2006年巴西国家卫生部特别颁发了971法案，决定将针灸、草药、顺 势疗法及温浴等自然疗法纳入全国SUS医疗系统，即列入公费医疗的辅助治疗范围之中，从此巴西民众就可以在公立医疗中享受免费的针灸疗法、顺势疗法、植物草药疗法、温泉疗法。此后，在巴西国内19个州和32个城市的公立医院中， 都会采用一种或两种上述治疗方法，更进一步促进了中医针灸在巴西的合法化。

虽然中医针灸在巴西获得合法化较晚，但自从中医针灸疗法传入巴西开始，巴西政府和人民对此始终是欢迎和信赖的。巴西医疗卫生当局对针灸疗法采取的也是宽容态度。因此，中医针灸疗法在巴西得到不断的发展。据统计，目前全巴西约有1万多名针灸师，仅圣保罗就有2500名，但仍供不应求。为了缓解针灸师供需矛盾，巴西卫生部正准备办一个国家培训中心，为全国培训针灸和推拿人才。目前巴西除私人开业的中医针灸诊所外，已有部分医院设置了针灸科，针灸疗法被用于治疗多种疾病。例如，各种疼痛、关节炎、面神经麻痹、血小板减少、精神紊乱症等，并都取得了良好的效果。在巴西12所大学的附属医院和37个公共卫生站中，每月有8000人接受针灸治疗。在圣保罗市公务员医院针灸科，每天就诊的患者络绎不绝。中医针灸在巴西取得合法化之前，巴西只有伯南布哥大学曾提供过针灸教育，后因学生缺乏兴趣而中断，人们只好从私立途径寻求针灸培训，包括去国外学习、师带徒、参加中医学会开办的学习班。因此巴西目前有1万多名没有高等证书的针灸师，其中良莠不齐。针灸在巴西合法化后，大学可以开设针灸课，目前巴西已有6所医科大学设置了针灸课程。如圣保罗医科大学是培养博士后的高等院校，该校设置了中医科以培养中医高级人才，该科专门挑选有临床工作经验的西医进校学习，课程以针灸为主，以便更深地了解和研究中医。还有，巴西利亚大学已经在其医学院开设针灸培训班，里约州联邦大学医学院、圣卡塔里那州联邦大学也在1997年开设针灸课程。为了逐步提高巴西针灸学术水平，巴西针灸界在巴西医疗卫生当局的支持下，成立了"巴西中西医学协会""圣保罗针灸协会"等学术组织，开展针灸学术交流活动。如举办各种针灸学术讨论会，组织会员参加南美地区的针灸学术会议等，并创办了《针灸》月刊杂志。目前巴西对中医人才需求量很大。但就连圣保罗医科大学这样一个培养博士后研究生的高等学府，也没有一个"正宗"的中医教师，担任教授的是一名日本后裔，这位日本先生原是一名外科医生，对针灸是自学成才。在巴西其他地方，目前担任针灸培训教学任务的老师也均不是科班出身的中医。为此，巴西政府、巴西卫生管理部门、各大学、巴西针灸协会等机构均表示迫切希望与我国合作，让我国派专家去帮助他们培养中医人才，并已同我国签订了合作协议。此外，巴西天然资源丰富，民间已有应用草药治疗各种常见病、多发病的习惯，并有几十种草药已制成饮片、散剂、片剂、胶囊剂、酊剂，但是加工生产工艺还很落后，不仅加工粗糙，质量也难以保证，尚未能作为法定药品销售。在传统药物生产制备技术方面，巴西也迫切希望与我国合作。这一切都预示着巴西的中医药事业发展潜力很大。

一、中医针灸发展历史

早在20世纪初，针灸就被来巴西谋生的东方移民引入巴西。但是由于当时巴西人民并不了解东方文化和传统中医，所以针灸没有被巴西人民所接受。到20世纪60年代，才逐渐有巴西医生学习针灸，并采用针灸疗法治病，遗憾的是"敢于"接受针灸治疗的人数非常少。在20世纪70年代，随着中国文化在世界范围内广泛传播，有不少巴西医学生开始转而研究针灸，当时在巴西还召开了研讨会，许多当时参会的年轻人，现在已经成了针灸专家。20世纪80年代初，受世界性"中医热"的影响，中医针灸疗法开始风行于巴西。直到1981年，祖传中医王钰医师到南美举办针灸师培训班及针灸研究班，中医针灸疗法才真正在巴西开展起来。

二、巴西政府对针灸疗法的认可

1989年，巴西里约热内卢的州政府组织成立了巴西里约热内卢卫生局民间传统医疗机构。该机构的主要职责在于向州内的国立医院、州立医院和市立医院引入汉方、中草药、自然饮食、导引、中医针灸疗法及各种 民间疗法为基础的医学，并进行普及指导。并且该政府声称，今后将会举办用针灸为市民治疗的活动。这些对中医针灸疗法在巴西的合法化起到了促进作用。在1990年，巴西卫生部部长就提出了把针灸纳入公共卫生体系内的计划，但是遭到了圣保罗医学委员会的强烈反对，因为该委员会的主席断言，"针灸不科学，西医不会接受"。而且当巴西卫生部部长召开阐述这项计划的会议时，该委员会的成员拒绝参加，因而这项计划未能得到实施。然而，1992年这个委员会却彻底转变了态度，不仅在委员会内设立了针灸部，以指导该国的西医医生从事针灸，而且还通过了只准许西医医生从事针灸的决议，以达到控制这一专业的目的。但是该委员会排斥在国外受过教育的针灸师，因此开业针灸师只限于医学院的毕业生。因此，尽管中医针灸疗法已在巴西开展了10多年，但一直未能取得合法地位。经过南美中医针灸学会会长朱天锡与刘之明等针灸医师联络各针灸团体努力抗争，终于在1996年使巴西参议院通过了对广大针灸从业人员有保障的PLC 67/95议案。巴西联邦医学委员会经过10年的观察和思考承认了中医针灸的合法性，承认中医针灸至少在减少疼痛和消炎方面是有效的。2003年，巴西政府将针灸列为住院医师培训项目，住院医师培训包括中医培训和生物医学培训以及医学实践，其中中医培训包括了传统中国针刺、西方针刺、灸法、阴阳理论、中医证候等。2006年5月巴西政府颁布了一项法案，将针灸治疗纳入全国医疗体系SUS（巴西全民医疗体系）系统，受到巴西人的欢迎。至此，经过百年努力，针灸终于走进寻常百姓家。此后，针灸在巴西逐渐得到推广。

三、巴西针灸教育情况

针灸在巴西合法化后，大学可以开设针灸课，如圣保罗医科大学是拥有博士后流动站的高等院校，该校设置了中医科，培养中医高级人才，课程以针灸为主，有2个班，每班80人，在250学分自选课程中就包括针灸，而选针灸课的学生就有30余人；巴西利亚大学已在其医学院开设针灸培训班，里约州联邦大学医院、圣卡塔里那州联邦大学也在1997年开设了针灸课程。除了给医学院本科生开设的针灸课外，还有为西医医生开设的为期2年的针灸培训班，至少600小时的针灸理论课和临床课，至今已有30多个班毕业。其毕业的医生大都参加了针灸专科医生资格考试并获得执照。在巴西已设立针灸课的十几所医学院，目前仍以针灸教学和针灸门诊为主。在为学生举办的各种专科临床实习门诊中，针灸门诊也是参与人数最多的，有70多个学生，每次门诊都有200个病人左右；针灸研究则主要在圣保罗的两所医科大学开展，研究重点是以针灸临床对某种疾病的疗效为参考指数。目前，巴西针灸教育主要基于两种途径：一是公共课，只要是具有高中学历的人就可以参加学习；二是研究生课程，具有医学相关专业学士学位的人才能够参加学习，并且能够获得巴西教育部颁发的有效的官方证书。

四、巴西针灸临床情况

自从1995年巴西卫生部所属的巴西医生协会正式承认针灸为医学专科后，每年都举办针灸医生专科考试，至今已有3000多名巴西西医取得针灸专科医生资格。而且，他们每年还必须参加至少1次全国性的针灸大会，以保持其针灸专科医生资格。此外，自2006年起，巴西就开始举办国际针灸专业人员水平考试，到2015年6月已经进行了6届，数百名从事针灸和将要从事针灸的人员参加了考试，这在一定程度上也促进了巴西及其周边国家和地区针灸从业人员水平的提高。早在1996年，据统计，在巴西12所大学的附属医院和37个公共卫生站中，每月就有8000人接受针灸治疗，其中80%为疼痛症患者。1998年，巴西成立了全国针灸医师协会，并成立了针灸学院，为有意了解中医针灸的巴西医生提供学习机会。到2001年，全巴西约有1万多名针灸师，仅圣保罗就有2500名。圣保罗市卫生局新开设了一所传统疗法医院，主要采取针灸、推拿、理疗等疗法。该市还计划在全市600家小医院开设针灸科。到2014年，巴西有121家公立医院和2500家诊所开设了针灸科。据巴西卫生部最新统计，最近5年，在SUS（巴西全民医疗体系）系统内做针灸疗法的人数上升了429%。2011年，68万人次接受了针灸治疗；2012年，这一数字达到了120万人次。针灸疗法被用于治疗多种疾病，如各种疼痛、关节炎、面神经麻痹、血小板减少、精神紊乱症等，并都取得了良好的效果。巴西前总统卢拉也是针灸的受益者，卢拉患有肩周炎，在针灸治疗下逐渐康复，"西医治不好，可试试针灸"，亲身感受到了中国传统医学针灸的神奇疗效，并信服和喜爱针灸。在巴西，针灸不仅应用于临床解除人类的病痛，而且在治疗动物疾病方面也派上了用场。如2013年8月，巴西水族馆用针灸治疗鳄鱼的脊柱侧弯和脊柱后凸；2015年8月，巴西利亚动物园为羊驼、金刚鹦鹉、巨嘴鸟和石鸡实施了针灸，并辅之以激光照射，治疗其慢性病，效果相当显著。近年来，巴西医学界除了应用针灸治疗疾病外，还开展了一些科研活动。巴西里约热内卢针灸协会成员、针灸师蓬法迪，研究将针刺麻醉用于牙科手术，取得了成功，并获得了巴西联邦医学会的承认。蓬法迪针灸师说，鉴于针灸麻醉副反应小，使用针麻对于那些患有心脏病和糖尿病的牙疾患者非常有益。随着针灸临床与基础研究的发展，巴西人在医疗保健活动中接受了针灸。巴西的基金管理者在发现医疗保健系统中过度医疗和医疗费用过快增长这一主要问题后，积极研究通过针灸来帮助解决这些问题。在巴西有调查表明，患者的医生懂得补充医学可以使患者降低费用和延长寿命，因此在巴西有20%的初级医疗机构提供结合医学疗法，包括针灸和其他疗法。由于在诊疗过程中加入了非线性思维和整体观，避免了线性思维与还原论的影响，降低了医源性的干预与医疗费用，使患者受益，患者的满意度增加。

五、巴西针灸学术发展

1983年，生活在巴西的华人中医针灸执业者联合创建了巴西中医药针灸学会，学会的宗旨是发扬和推广中国传统医学，增进同行学术交流，提高医疗施治水平，促进巴西人民的身体健康，维护执业者的合法地位和权益。为了逐步提高巴西的针灸学术水平，巴西针灸界在该国政府医疗卫生局的支持下，组织成立了针灸学术组织，例如圣保罗针灸协会、巴西中西医学协会等，巴西西医针灸学会则是以在职的西医为主，自创办20余年来，已经在巴西全国各地举行了多届的针灸学术研讨大会。除巴西本国针灸医生参与外，每届的国际针灸大会都会邀请国外针灸界的知名教授和专家作大会演讲。此外，巴西针灸界还积极开展针灸学术交流活动，如组织会员参加南美地区的针灸学术会议，举办各种针灸学术讨论会等，而且还创办了《针灸》杂志。随着针灸在全球的迅速发展，在过去20年中，世界各国针灸相关的论文数量不断增加并且发表在高水平的杂志上。其中，在1991年至2011年间，巴西针灸的研究论文数在世界排名第12位，巴西全国针灸协会还定期出版《针灸》期刊。

六、巴西针灸发展面临的问题

虽然近年来，中医针灸在巴西得到了迅猛发展，但是要在巴西完全推广中医针灸仍需时日，存在一些问题亟待解决。一是在巴西针灸中，虽然以中国针灸为主，但是还存在着各式各样的针灸，如韩国式、日本式、法国式、意大利式、美式等。这些各式针灸，虽然临床手法和理论各不相同，但大多是打着中国传统针灸的旗帜，其中不乏把中医针灸理论生搬硬套、断章取义或根本不符合医学科学的针灸，这些对于真正中国传统针灸的科学研究和发展都造成了极大的负面影响。二是医生缺乏，虽然据称巴西有超过1万名针灸医师，但是在SUS系统内进行免费治疗的医师却只有500名。一边是众多百姓期待尝试"东方疗法"，另一边却是医师资源紧缺，因此人们往往要等待很久才有机会接受免费医疗。许多人因为等待时间过久而最终放弃了针灸治疗。三是如何使针灸疗法被更多人接受。由于与西医理论体系不同，仍有许多巴西人不了解针灸，拒绝针灸。然后是针灸教育的匮乏，在巴西没有针灸学院或者是大学能够提供学士、硕士、博士教育，这在很大程度上阻碍了针灸在巴西的发展。

总之，巴西的中医针灸历经几十年的发展，已经比较繁荣。但是为了能够满足日益增长的针灸市场的需求，针灸学校或针灸学科应不断地增加，提高师资力量，扩大招生规模，增强学历教育，以培养出更多优秀的针灸医师。另外，巴西政府也应制定相关的针灸法令，促进中医针灸的健康发展。相信针灸在国内临床和实验研究的迅速发展将会进一步推动巴西中医针灸的发展。

第十节　巴西中医针灸现状

针灸疗法是中医体系中的奇葩，其以人体经络为基础，将针法和灸法结合对人体的经络进行梳理而达到治病的目的。针法是把毫针按一定穴位刺入患者体内，运用捻转与提插等针刺手法来治疗疾病。灸法是把燃烧着的艾绒按一定穴位熏灼皮肤，利用热的刺激来治疗疾病。针灸由"针"和"灸"构成，是中医学的重要组成部分之一，其内容包括针灸理论、腧穴、针灸技术以及相关器具，在形成、应用和发展的过程中，具有鲜明的汉民族文化与地域特征，是基于汉民族文化和科学传统产生的宝贵遗产。在中国，针灸尤其是灸法成为很多家庭最为常用的处理疼痛类疾病的方法之一。很多家庭家人之间可以互相帮助甚至自己也可以对自己进行灸法治疗。

自1981年祖传中医王钰医师到南美举办针灸培训班及针灸研究班开始，中国针灸技术才真正在巴西逐渐开展起来。

据巴西有关部门统计，单是圣保罗一地区每年就有约60万人向中国医生求助，巴西著名的《清者》杂志曾介绍针灸对人类健康的作用。巴西戏剧演员兼导演菲拉维奥·德索扎从小血小板减少，8岁起不得不经常出入圣保罗的血液诊所，接受大量的激素治疗。自从接受中医治疗，每星期针灸一次，同时服用中草药，用药后，菲拉维奥愉快地说，"我的健康大为改善，犹如脱胎换骨，我不再用激素了。"因此，1989年巴西里约热内卢政府组织成立了"里约热内卢卫生局民间传统医疗机构"，该机构专门负责把以中国针灸及民间疗法（汉药、草药、自然饮食、导引等）为基础的医学传入州内的国立医院、州立医院、市立医院里，并进行普及、指导。同时该州政府还表示今后对用针灸为市民进行治疗活动将给予协助。这一行动对中医针灸在巴西合法化起到了促进作用。

1990年，圣保罗国家卫生部部长开始了一项计划，把针灸纳入公共卫生体系。但是遭到了圣保罗医学委员会的强烈反对，该委员会主席断言针灸不科学，和西医无关。他们拒绝参加国家卫生部部长召开的阐述该计划的会议，因而使这一项计划未能得到实施。

然而在 1992 年，这个委员会却彻底改变了态度，不仅委员会内部设立了针灸部，指导西医医生从事针灸，而且还通过了只准许西医医生从事针灸的决议，以达到控制这一专业的目的。委员会试图排斥在国外受过教育的针灸开业者，开业者只限于巴西医学院的毕业生。因此，尽管中医针灸疗法在巴西开展了十余年，但一直未取得合法化。

1996 年 8 月，巴西联邦医学委员会经过 10 年的观察和思考终于承认针灸的合法性，承认针灸至少在减少疼痛和消炎方面是有效的。

据统计，目前巴西约有 1 万多名针灸师，仅圣保罗就有 2500 名，但仍供不应求。为了缓解针灸师的供需矛盾，巴西卫生部正准备办一个国家培训中心，为全国培训针灸和推拿人才。圣保罗卫生局新开设了一所传统疗法医院，主要采取针灸、推拿、理疗等疗法。该市还计划在全市 600 家小医院开设针灸科，以扩大针灸疗法。

目前巴西除了私人开业的中医针灸诊所外，已有部分医院设置了针灸科，针灸疗法被用于治疗多种疾病，如各种疼痛、关节炎、面神经麻痹、血小板减少、精神紊乱症等，并都取得了良好的效果。在巴西 12 所大学的附属医院和 37 个公共卫生站中，每月有 8000 人接受针灸治疗。在圣保罗市公务员医院针灸科，每天就诊的患者络绎不绝。

近年来巴西医学界除了应用针灸治疗疾病外，还开展一些科研活动。巴西里约热内卢针灸协会成员、针灸医生蓬法迪，研究将针刺麻醉用于牙科手术，取得成功，并获得巴西联邦医学会的承认。蓬法迪医生说，鉴于针灸麻醉副作用小，使用针麻对于那些患有心脏病和糖尿病的牙病患者非常有益。中医针灸在巴西取得合法化之前，巴西只有伯南布哥大学曾提供过针灸教育，后因学生缺乏兴趣而中断。人们只好从私立途径寻求针灸培训，包括去国外学习、师带徒、参加中医学会开办的学习班。因此，巴西目前有 1 万多名没有高等证书的针灸师，其中良莠不齐。

针灸在巴西合法化后，大学可以开设针灸课，目前巴西已有 6 所医科大学设置了针灸课程。如圣保罗医科大学是培养博士后的高等院校，该校设置了中医科培养中医高级人才，该科专门挑选有临床工作经验的西医进校学习，课程以针灸为主，以便更深地了解和研究中医。还有巴西利亚大学已在其医学院开设针灸培训班，里约州联邦大学医院、圣卡塔里那州联邦大学也在 1997 年开设了针灸课程。

此外，国会劳动管理和公共事务委员会收到有关针灸管理问题的建议，建议对巴西的针灸师应该设立三种级别，针灸专家、针灸技师、针灸师。各类人员要建立自己的训练要求、考核标准和业务水准。大学开设针灸课以及建立严格的考核标准，这将迅速提高巴西针灸师的医疗水平。

为了逐步提高巴西针灸学术的水平，巴西针灸界在巴西医疗卫生当局的支持下成立了"巴西中西医学协会""圣保罗针灸协会"等学术组织，开展针灸学术交流活动。如举办各种针灸学术讨论会，组织会员参加南美地区的针灸学术会议等。并创办了《针灸》巴西月刊杂志。此外，除了民间学术交流外，巴中两国政府间也进行了一些交流活动。这些交流活动对巴西中医针灸事业起到了较大的促进作用。1996年1月26日，应巴西里约州联邦大学、巴西利亚联邦大学、圣卡塔里那州联邦大学邀请，北京中医药大学牛建昭副校长，国家中医药管理局科教司赵来喜副处长、科研处毛云蓉副处长及外事处张丹英等一行4人赴巴西考察和调研，并向巴西同行介绍了我国中医药学教育与科研简况。

1996年10月23日，首届拉美针灸学会联合大会在巴西南部城市弗洛利亚诺波利斯举行，来自拉美各国的近200名代表出席了会议。会议期间，代表们宣读了近40份学术报告，就中医针灸和养生康复学进行了广泛的学术讨论。北京中医药大学的两位教授应邀就中医针灸和养生学的新概念及新进展做了指导性的专题报告。这次学术交流，对促进中医在拉美的发展起了有益的作用。

虽然中医针灸在巴西获得合法化较晚，但自从中医针灸疗法传入巴西开始，巴西政府和人民对此始终是欢迎和信赖的。巴西医疗卫生当局对针灸疗法采取的也是宽容态度。中国中医针灸师在巴西行医的最大感受就是正规，中医在这里完全摆脱了我们想象中江湖郎中的地位，与在国内行医时的感觉相比，并没有明显的心理落差。

随着国内针灸治疗体系的临床研究不断发展，利用现代的医学技术对针灸体系进行完善及标准化，成为针灸发展的主流方向，因其日渐成熟的科学支撑体系，针灸在世界范围内受到瞩目。巴西作为一个幅员和人口大国，采用科学、简单的针灸治疗体系，对其国民健康更具现实意义。我们有理由相信，在不久的将来，中医针灸这一中华民族的传统瑰宝，定会在巴西大地得到更大的发展，造福巴西人民的健康，并通过在巴西的应用经验总结，使针灸治疗体系更加完善。

第十一节　我国现行的中医药政策法律体系

一、法律体系

1982年通过的《宪法》明确规定"国家发展医药卫生事业，发展现代医药和我国传统医药"。在我国根本大法中确定了中医药的宪法地位，为中医药发展和法律制度建设提供了根本的法律依据。卫生部和国家其他相关部门把中医药的法治建设提上议事日程，成立中医立法的领导小组。经过二十多年的发展，我国已经初步建立了具有一定层次、结构较为完整的中医药法律规范体系，涉及中医、中药的各个方面和各个环节。特别是于2003年制定了《中华人民共和国中医药条例》，这是新中国政府颁布的第一部专门的中医药行政法规。除《宪法》中对发展中医药的原则性规定和专门的中医药法规规章之外，现行法律、行政法规中包含了大量关于中医药民事活动和行政管理的法律规范。这些法律规范为中医药行业规范发展、政府依法实施有效管理提供了法律保障，也为中医药法治发展、保护人民群众身体健康起了良好作用。当然，随着我国医疗卫生事业改革不断深入，中医药行业发展面临着许多新的问题，我国中医药法律制度尚未健全。

2016年12月25日，第十二届全国人民代表大会常务委员会第二十五次会议通过我国首部中医药法律《中华人民共和国中医药法》，2017年7月1日起施行。《中华人民共和国中医药法》分为"中医药服务""中药保护与发展""中医药人才培养""中医药科学研究""中医药传承与文化传播""保障措施""法律责任"等9章，共63条。

《中华人民共和国中医药法》

第一章 总则

第一条 为了继承和弘扬中医药，保障和促进中医药事业发展，保护人民健康，制定本法。

第二条 本法所称中医药，是包括汉族和少数民族医药在内的我国各民族医药的统称，是反映中华民族对生命、健康和疾病的认识，具有悠久历史传统和独特理论及技术方法的医药学体系。

第三条 中医药事业是我国医药卫生事业的重要组成部分。国家大力发展中医药事业，实行中西医并重的方针，建立符合中医药特点的管理制度，充分发挥中医药在我国医药卫生事业中的作用，发展中医药事业应当遵循中医药发展规律，坚持继承和创新相结合，保持和发挥中医药特色和优势，运用现代科学技术，促进中医药理论和实践的发展。国家鼓励中医西医相互学习，相互补充，协调发展，发挥各自优势，促进中西医结合。

第四条 县级以上人民政府应当将中医药事业纳入国民经济和社会发展规划，建立健全中医药管理体系，统筹推进中医药事业发展。

第五条 国务院中医药主管部门负责全国的中医药管理工作。国务院其他有关部门在各自职责范围内负责与中医药管理有关的工作。县级以上地方人民政府中医药主管部门负责本行政区域的中医药管理工作。县级以上地方人民政府其他有关部门在各自职责范围内负责与中医药管理有关的工作。

第六条　国家加强中医药服务体系建设，合理规划和配置中医药服务资源为公民获得中医药服务提供保障。国家支持社会力量投资中医药事业，支持组织和个人捐赠、资助中医药事业。

第七条　国家发展中医药教育，建立适应中医药事业发展需要、规模适宜、结构合理、形式多样的中医药教育体系，培养中医药人才。

第八条　国家支持中医药科学研究和技术开发，鼓励中医药科学技术创新，推广应用中医药科学技术成果，保护中医药知识产权，提高中医药科学技术水平。

第九条　国家支持中医药对外交流与合作，促进中医药的国际传播和应用。

第十条　对在中医药事业中做出突出贡献的组织和个人，按照国家有关规定给予表彰、奖励。

第二章　中医药服务

第十一条　县级以上人民政府应当将中医医疗机构建设纳入医疗机构设置规划，举办规模适宜的中医医疗机构，扶持有中医药特色和优势的医疗机构发展合并、撤销政府举办的中医医疗机构或者改变其中医医疗性质，应当征求上一级人民政府中医药主管部门的意见。

第十二条　政府举办的综合医院、妇幼保健机构和有条件的专科医院、社区卫生服务中心、乡镇卫生院，应当设置中医药科室。县级以上人民政府应当采取措施，增强社区卫生服务站和村卫生室提供中医药服务的能力。

第十三条　国家支持社会力量举办中医医疗机构。社会力量举办的中医医疗机构在准入、执业、基本医疗保险、科研教学、医务人员职称评定等方面享有政府举办的中医医疗机构同等的权利。

第十四条　举办中医医疗机构应当按照国家有关医疗机构管理的规定办理审批手续，并遵守医疗机构管理的有关规定。举办中医诊所的，将诊所的名称、地址、诊疗范围、人员配备情况等报所在地县级人民政府中医药主管部门备案后即可开展执业活动。中医诊所应当将本诊所的诊疗范围、中医医师的姓名及其执业范围在诊所的明显位置公示，不得超出备案范围开展医疗活动。具体办法由国务院中医药主管部门拟订，报国务院卫生行政部门审核、发布。

第十五条　从事中医医疗活动的人员应当依照《中华人民共和国执业医师法》的规定，通过中医医师资格考试取得中医医师资格，并进行执业注册。中医医师资格考试的内容应当体现中医药特点。以师承方式学习中医或者经多年实践，医术确有专长的人员，由至少两名中医医师推荐，经省、自治区、直辖市人民政府中医药主管部门组织实践技能和效果考核合格后，即可取得中医医师资格；按照考核内容进行执业注册后，即可在注册的执业范围内，以个人开业的方式或者在医疗机构内从事中医医疗活动。国务院中医药主管部门应当根据中医药技术方法的安全风险拟订本款规定人员的分类考核办法，报国务院卫生行政部门审核、发布。

第十六条　中医医疗机构配备医务人员应当以中医药专业技术人员为主，主要提供中医药服务；经考试取得医师资格的中医医师按照国家有关规定，经培训、考核合格后，可以在执业活动中采用与其专业相关的现代科学技术方法。在医疗活动中采用现代科学技术方法的，应当有利于保持和发挥中医药特色和优势。社区卫生服务中心、乡镇卫生院、社区卫生服务站以及有条件的村卫生室应当合理配备中医药专业技术人员，并运用和推广适宜的中医药技术方法。

第十七条　开展中医药服务，应当以中医药理论为指导，运用中医药技术方法，并符合国务院中医药主管部门制定的中医药服务基本要求。

第十八条　县级以上人民政府应当发展中医药预防、保健服务，并按照国家有关规定将其纳入基本公共卫生服务项目统筹实施。县级以上人民政府应当发挥中医药在突发公共卫生事件应急工作中的作用，加强中医药应急物资、设备、设施、技术与人才资源储备。医疗卫生机构应当在疾病预防与控制中积极运用中医药理论和技术方法。

第十九条　医疗机构发布中医医疗广告，应当经所在地省、自治区、直辖市人民政府中医药主管部门审查批准；未经审查批准，不得发布。发布的中医医疗广告内容应当与经审查批准的内容相符合，并符合《中华人民共和国广告法》的有关规定。

第二十条　县级以上人民政府中医药主管部门应当加强对中医药服务的监督检查，并将下列事项作为监督检查的重点：

（1）中医医疗机构、中医医师是否超出规定的范围开展医疗活动；

（2）开展中医药服务是否符合国务院中医药主管部门制定的中医药服务基本要求；

（3）中医医疗广告发布行为是否符合本法的规定。

中医药主管部门依法开展监督检查，有关单位和个人应当予以配合，不得拒绝或者阻挠。

第三章　中药保护与发展

第二十一条　国家制定中药材种植养殖、采集、贮存和初加工的技术规范标准，加强对中药材生产流通全过程的质量监督管理，保障中药材质量安全。

第二十二条　国家鼓励发展中药材规范化种植养殖，严格管理农药、肥料等农业投入品的使用，禁止在中药材种植过程中使用剧毒、高毒农药，支持中药材良种繁育，提高中药材质量。

第二十三条　国家建立道地中药材评价体系，支持道地中药材品种选育，扶持道地中药材生产基地建设，加强道地中药材生产基地生态环境保护，鼓励采取地理标志产品保护等措施保护道地中药材。前款所称道地中药材，是指经过中医临床长期应用优选出来的，产在特定地域，与其他地区所产同种中药材相比，品质和疗效更好，且质量稳定，具有较高知名度的中药材。

第二十四条　国务院药品监督管理部门应当组织并加强对中药材质量的监测，定期向社会公布监测结果。国务院有关部门应当协助做好中药材质量监测有关工作。采集、贮存中药材以及对中药材进行初加工，应当符合国家有关技术规范、标准和管理规定。国家鼓励发展中药材现代流通体系，提高中药材包装、仓储等技术水平，建立中药材流通追溯体系。药品生产企业购进中药材应当建立进货查验记录制度。中药材经营者应当建立进货查验和购销记录制度，并标明中药材产地。

第二十五条　国家保护药用野生动植物资源，对药用野生动植物资源实行动态监测和定期普查，建立药用野生动植物资源种质基因库，鼓励发展人工种植养殖，支持依法开展珍贵、濒危药用野生动植物的保护、繁育及其相关研究。

第二十六条　在村医疗机构执业的中医医师、具备中药材知识和识别能力的乡村医生，按照国家有关规定可以自种、自采地产中药材并在其执业活动中使用。

第二十七条　国家保护中药饮片传统炮制技术和工艺，支持应用传统工艺炮制中药饮片，鼓励运用现代科学技术开展中药饮片炮制技术研究。

第二十八条　对市场上没有供应的中药饮片，医疗机构可以根据本医疗机构医师处方的需要，在本医疗机构内炮制、使用。医疗机构应当遵守中药饮片炮制的有关规定，对其炮制的中药饮片的质量负责，保证药品安全。医疗机构炮制中药饮片，应当向所在地设区的市级人民政府药品监督管理部门备案。根据临床用药需要，医疗机构可以凭本医疗机构医师的处方对中药饮片进行再加工。

第二十九条　国家鼓励和支持中药新药的研制和生产。国家保护传统中药加工技术和工艺，支持传统剂型中成药的生产，鼓励运用现代科学技术研究开发传统中成药。

第三十条　生产符合国家规定条件的来源于古代经典名方的中药复方制剂，在申请药品批准文号时，可以仅提供非临床安全性研究资料。具体管理办法由国务院药品监督管理部门会同中医药主管部门制定。前款所称古代经典名方，是指至今仍广泛应用、疗效确切、具有明显特色与优势的古代中医典籍所记载的方剂。具体目录由国务院中医药主管部门会同药品监督管理部门制定。

第三十一条　国家鼓励医疗机构根据本医疗机构临床用药需要配制和使用中

药制剂，支持应用传统工艺配制中药制剂，支持以中药制剂为基础研制中药新药。医疗机构配制中药制剂，应当依照《中华人民共和国药品管理法》的规定取得医疗机构制剂许可证，或者委托取得药品生产许可证的药品生产企业、取得医疗机构制剂许可证的其他医疗机构配制中药制剂。委托配制中药制剂，应当向委托方所在地省、自治区、直辖市人民政府药品监督管理部门备案。医疗机构对其配制的中药制剂的质量负责；委托配制中药制剂的，委托方和受托方对所配制的中药制剂的质量分别承担相应责任。

第三十二条 医疗机构配制的中药制剂品种，应当依法取得制剂批准文号。但是，仅应用传统工艺配制的中药制剂品种，向医疗机构所在地省、自治区、直辖市人民政府药品监督管理部门备案后即可配制，不需要取得制剂批准文号。医疗机构应当加强对备案的中药制剂品种的不良反应监测，并按照国家有关规定进行报告。药品监督管理部门应当加强对备案的中药制剂品种配制、使用的监督检查。

第四章　中医药人才培养

第三十三条 中医药教育应当遵循中医药人才成长规律，以中医药内容为主，体现中医药文化特色，注重中医药经典理论和中医药临床实践、现代教育方式和传统教育方式相结合。

第三十四条 国家完善中医药学校教育体系，支持专门实施中医药教育的高等学校、中等职业学校和其他教育机构的发展。中医药学校教育的培养目标、修业年限、教学形式、教学内容、教学评价及学术水平评价标准等，应当体现中医药学科特色，符合中医药学科发展规律。

第三十五条 国家发展中医药师承教育，支持有丰富临床经验和技术专长的中医医师、中药专业技术人员在执业、业余活动中带徒授业，传授中医药理论和技术方法，培养中医药专业技术人员。

第三十六条 国家加强对中医医师和城乡基层中医药专业技术人员的培养。国家发展中西医结合教育，培养高层次的中西医结合人才。

第三十七条 县级以上地方人民政府中医药主管部门应当组织开展中医药继续教育。加强对医务人员，特别是城乡基层医务人员中医药基本知识和技能的培训。中医药专业技术人员应当按照规定参加继续教育，所在机构应当为其接受继续教育创造条件。

第五章　中医药科学研究

第三十八条 国家鼓励科研机构、高等学校、医疗机构和药品生产企业等运用现代科学技术和传统中医药研究方法，开展中医药科学研究，加强中西医结合研究，促进中医药理论和技术方法的继承和创新。

第三十九条　国家采取措施支持对中医药古籍文献、著名中医药专家的学术思想和诊疗经验以及民间中医药技术方法的整理、研究和利用。国家鼓励组织和个人捐献有科学研究和临床应用价值的中医药文献、秘方、验方、诊疗方法和技术。

第四十条　国家建立和完善符合中医药特点的科学技术创新体系、评价体系和管理体制，推动中医药科学技术进步与创新。

第四十一条　国家采取措施，加强对中医药基础理论和辨证论治方法，常见病、多发病、慢性病和重大疑难疾病、重大传染病的中医药防治，以及其他对中医药理论和实践发展有重大促进作用项目的科学研究。

第六章　中医药传承与文化传播

第四十二条　对具有重要学术价值的中医药理论和技术方法，省级以上人民政府中医药主管部门应当组织遴选本行政区域内的中医药学术传承项目和传承人，并为传承活动提供必要的条件。传承人应当开展传承活动，培养后继人才，收集整理并妥善保存相关的学术资料。属于非物质文化遗产代表性项目的，依照《中华人民共和国非物质文化遗产法》的有关规定开展传承活动。

第四十三条　国家建立中医药传统知识保护数据库、保护名录和保护制度。中医药传统知识持有人对其持有的中医药传统知识享有传承使用的权利，对他人获取、利用其持有的中医药传统知识享有知情同意和利益分享等权利。国家对经依法认定属于国家秘密的传统中药处方组成和生产工艺实行特殊保护。

第四十四条　国家发展中医养生保健服务，支持社会力量举办规范的中医养生保健机构。中医养生保健服务规范、标准由国务院中医药主管部门制定。

第四十五条　县级以上人民政府应当加强中医药文化宣传，普及中医药知识，鼓励组织和个人创作中医药文化和科普作品。

第四十六条　发展中医药文化宣传和知识普及活动，应当遵守国家有关规定。任何组织或者个人不得对中医药作虚假、夸大宣传，不得冒用中医药名义牟取不正当利益。广播、电视、报刊、互联网等媒体开展中医药知识宣传，应当聘请中医药专业技术人员进行。

第七章　保障措施

第四十七条　县级以上人民政府应当为中医药事业发展提供政策支持和条件保障，将中医药事业发展经费纳入本级财政预算。县级以上人民政府及其有关部门制定基本医疗保险支付政策、药物政策等医药卫生政策，应当有中医药主管部门参加，注重发挥中医药的优势，支持提供和利用中医药服务。

第四十八条　县级以上人民政府及其有关部门应当按照法定价格管理权限，合理确定中医医疗服务的收费项目和标准，体现中医医疗服务成本和专业技术价值。

第四十九条　县级以上地方人民政府有关部门应当按照国家规定，将符合条件的中医医疗机构纳入基本医疗保险定点医疗机构范围,将符合条件的中医诊疗项目、中药饮片、中成药和医疗机构中药制剂纳入基本医疗保险基金支付范围。

第五十条 国家加强中医药标准体系建设,根据中医药特点对需要统一的技术要求制定标准并及时修订。中医药国家标准、行业标准由国务院有关部门依据职责制定或者修订,并在其网站上公布,供公众免费查阅。国家推动建立中医药国际标准体系。

第五十一条 开展法律、行政法规规定的与中医药有关的评审、评估、鉴定活动,应当成立中医药评审、评估、鉴定的专门组织,或者有中医药专家参加。

第五十二条 国家采取措施,加大对少数民族医药传承创新、应用发展和人才培养的扶持力度,加强少数民族医疗机构和医师队伍建设,促进和规范少数民族医药事业发展。

第八章 法律责任

第五十三条 县级以上人民政府中医药主管部门及其他有关部门未履行本法规定的职责的,由本级人民政府或者上级人民政府有关部门责令改正;情节严重的,对直接负责的主管人员和其他直接责任人员,依法给予处分。

第五十四条 违反本法规定,中医诊所超出备案范围开展医疗活动的,由所在地县级人民政府中医药主管部门责令改正,没收违法所得,并处一万元以上三万元以下罚款;情节严重的,责令停止执业活动。中医诊所被责令停止执业活动的,其直接负责的主管人员自处罚决定做出之日起五年内不得在医疗机构内从事管理工作。医疗机构聘用上述不得从事管理工作的人员从事管理工作的,由原发证部门吊销执业许可证或者由原备案部门责令停止执业活动。

第五十五条 违反本法规定,经考核取得医师资格的中医医师超出注册的执业范围从事医疗活动的,由县级以上人民政府中医药主管部门责令暂停六个月以上一年以下执业活动,并处一万元以上三万元以下罚款;情节严重的,吊销执业证书。

第五十六条 违反本法规定,举办中医诊所、炮制中药饮片、委托配制中药制剂应当备案而未备案,或者备案时提供虚假材料的,由中医药主管部门和药品监管部门按照各自职责分工责令改正,没收违法所得,并处三万元以下罚款,向社会公告相关信息;拒不改正的,责令停止执业活动或者责令停止炮制中药饮片、委托配制中药制剂活动,其直接责任人员五年内不得从事中医药相关活动。医疗机构应用传统工艺配制中药制剂未依照本法规定备案,或者未按照备案材料载明的要求配制中药制剂的,按生产假药给予处罚。

第五十七条 违反本法规定,发布的中医医疗广告内容与经审查批准的内容不相符的,由原审查部门撤销该广告的审查批准文件,一年内不受理该医疗机的广告审查申请，违反本法规定，发布中医医疗广告有前款规定以外违法行为的，依照《中华人民共和国广告法》的规定给予处罚。

第五十八条 违反本法规定，在中药材种植过程中使用剧毒、高毒农药的依照有关法律、法规规定给予处罚；情节严重的，可以由公安机关对其直接负责的主管人员和其他直接责任人员处五日以上十五日以下拘留。

第五十九条 违反本法规定，造成人身、财产损害的，依法承担民事责任，构成犯罪的，依法追究刑事责任。

第九章 附则

第六十条 中医药的管理，本法未作规定的，适用《中华人民共和国执业医师法》《中华人民共和国药品管理法》等相关法律、行政法规的规定。军队的中医药管理，由军队卫生主管部门依照本法和军队有关规定组织实施。

第六十一条 民族自治地方可以根据《中华人民共和国民族区域自治法》和本法的有关规定，结合实际，制定促进和规范本地方少数民族医药事业发展的办法。

第六十二条 盲人按照国家有关规定取得盲人医疗按摩人员资格的，可以个人开业的方式或者在医疗机构内提供医疗按摩服务。

第六十三条 本法自2017年7月1日起施行。

2017年12月1日，在河北省第十二届人大常委会第三十三次会议上，《河北中医药条例》获表决通过，将于2018年1月1日起施行，《河北省发展中医条例》同时废止。这是中医药法施行后，首个完成修订的中医药地方性法规。坚持促进与规范并重，按照地方立法"不抵触、有特色、可操作"的原则，努力做到"大说精神具体化，政策导向措施化，省内经验法条化，外地做法本地化"，力争根据河北实际情况具有针对性、有效管用，将一些扶持促进中医药法的政策措施以法律的形势固化。此外，《河北省中医药条例》规定的"经考试取得医师资格的中医医师可以在综合医院、专科医院、妇幼保健机构等医疗机构临床科室执业，按照所注册专业开展医疗活动"，为保障中医类别执业医师的合法执业权提供了法律支持。

2020年4月1日起，《陕西省中医药条例》正式施行，规定陕西省人民政府应当加强中药资源保护利用，促进中药产业升级，推动中药质量提升和产业高质量发展。

山西省日前印发《关于建设中医药强省的实施方案》，提出山西省将深入实施中医药医疗服务能力加强、中药资源保护利用、中药材生产和质量提升等七大工程，到2030年全面建成中医药强省。

随着各地中医药地方性法规及文件的陆续出台，我国中医药全面发展将进入规范化、法治化的轨道。

为充分体现中医药特点和规律，激励中医药科研人员开展科技创新，促进中医药科技成果转化，推动中药产业技术创新发展，当前有必要建立和完善符合中医药特点和规律的科研创新体系、评价体系和管理体制。其中，建立符合中医药特点的疗效评价体系是当务之急。

（二）政策体系

中医药是中华民族优秀文化的瑰宝，为中华民族的繁衍生息和健康做出了不可磨灭的贡献，也是中华民族对世界人民健康之贡献。近年来，我国制定了一系列发展中医药的法律法规与措施，为中医药发展提供了立体化政策支持与财力保障。在国家政策利好下，我国中医药产业将迎来发展新机遇。以下是最新中医药行业政策汇总：

2016 年 2 月

政策名称：《中医药发展战略规划纲要（2016—2030 年）》

颁布单位：国务院

政策简介：中医药行业首个国家级战略规划，明确了未来十五年我国中医药发展方向和工作重点，并描绘出高达 8 万亿元中医药市场的蓝图。

2016 年 6 月

政策名称：《全国中药材物流基地规划建设指引》

颁布单位：商务部

政策简介：引导中药材物流基地的合理布局与规范建设，加快建设全国中药材现代物流体系。

2016 年 10 月

政策名称：《中医药发展"十三五"规划》

颁布单位：中医药管理局

政策简介：明确了"十三五"规划期间中医药发展的指导思想。基本原则称发展目标，提出"到 2020 年，实现人人基本享有中医药服务"。

2016 年 12 月

政策名称：《中华人民共和国中医药法》

颁布单位：国务院

政策简介：从法律层面明确了中医药的地位、发展方针和扶持措施，为中医药事业发展提供了法律保障。

2017 年 1 月

政策名称：《中医药"一带一路"发展规划（2016—2020 年）》

颁布单位：中医药管理局、发改委

政策简介：提出要实现中医药与"一带一路"沿线国家和地区传统医学和现代医学的融合发展。

2017年3月

政策名称：《关于促进中医药健康养老服务发展的实施意见》

颁布单位：中医药管理局、全国老龄办、发改委等12部门

政策简介：提出到2020年基本建立中医药健康养老服务政策体系、标准规范、管理制度。

2017年6月

政策名称：《"十三五"中医药科技创新专项规划》

颁布单位：科技部、中医药管理局

政策简介：完善中医药国际标准，形成不少于50项《药典》标准和100项行业标准，实现20～30个中成药品种在欧盟成员国作为传统药物注册，完成5～10个中成药品种在欧美等发达国家作为药品注册。

2017年11月

政策名称：《中医诊所备案管理暂行办法》

颁布单位：卫生计生委

政策简介：将开设中医诊所的行政审批由许可管理改为备案管理，缩短了开设中医诊所所需的审批时间。

2017年12月

政策名称：《关于推进中医药健康服务与互联网融合发展的指导意见》

颁布单位：中医药管理局

政策简介：从深化中医医疗与互联网融合、发展中医养生保健互联网服务等方面绘就我国"互联网+中医药"的发展路线图。

2018年4月

政策名称：《关于深化中医药师承教育的指导意见》

颁布单位：中医药管理局

政策简介：总体目标是构建师承教育与院校教育、毕业后教育和继续教育有机结合，贯穿中医药人才发展全过程的中医药师承教育体系。

2018年6月

政策名称：《关于古代经典名方中药复方制剂简化注册审批管理规定的公告》

颁布单位：药品监督管理局

政策简介：明确来源于古典经典名方中药复方制剂的申请上市，不需提供药效学研究及临床试验资料，仅需提供药学及非临床安全性研究资料。

2018 年 8 月

政策名称：《关于加强中医药健康服务科技创新的指导意见》

颁布单位：中医药管理局、科技部

政策简介：提出到 2030 年，建立以预防、保健、医疗、康复的全生命周期健康服务链为核心的中医药健康服务科技创新体系，完善"产学研医用"协同创新机制，中医药健康服务科技创新能力与创新驱动能力显著提升。要以中医药学为主体，融合现代医学及其他学科的技术、方法，不断完善中医药健康服务理论，发展中医药健康服务技术与方法，丰富中医药健康服务产品，创新中医药健康服务模式，健全中医药健康服务标准，强化中医药健康服务科技创新平台建设，提升中医药健康服务能力。

2018 年 11 月

政策名称：《关于药品信息化追溯体系建设的指导意见》

颁布单位：药品监督管理局

政策简介：药品上市许可持有人、生产企业、经营企业、使用单位通过信息化手段建立药品追溯系统，及时准确记录、保存药品追溯数据，形成互联互通药品追溯数据链，实现药品生产、流通和使用全过程来源可查、去向可追；有效防范非法药品进入合法渠道；确保发生质量安全风险的药品可召回、责任可追究。

2018 年 12 月

政策名称：《全国道地药材生产基地建设规划（2018—2025 年）》

颁布单位：药品监督管理局、中医药管理局

政策简介：到 2020 年，要建立道地药材标准化生产体系。到 2025 年，要健全道地药材资源保护与监测体系，构建完善的道地药材生产和流通体系。

2019 年 8 月

政策名称：《"健康中国 2030"规划纲要》

颁布单位：国务院

政策简介：充分发挥中医药独特优势，提高中医药服务能力，发展中医养生保健治未病服务，推进中医药继承创新。

2019 年 10 月

政策名称：《中共中央国务院关于促进中医药传承创新发展的意见》

颁布单位：国务院

政策简介：提出健全中医药服务体系、发挥中医药在维护和促进人民健康。的独特作用等六大意见。

2020 年 3 月

政策名称：《药品上市许可持有人和生产企业追溯基本数据集》等 5 项信息

化标准的公告（2020年第26号）

颁布单位：药品监督管理局

政策简介：按照《国家药监局关于药品信息流溯体系建设的指导意见》（国药监药管〔2018〕35号）等文件要求，国家药监局组织制订了《药品上市许可持有人和生产企业追溯基本数据集》《药品经营业追溯基本数据集》《药品使用单位追溯基本数据集》《药品追溯消费者查询基数据集》《药品追溯数据交换基本技术要求》等5项信息化标准。

其基本要点可概括为：

（1）努力继承、发掘、整理、提高祖国医药学；

（2）团结和依靠中医，发展和提高中医，更好地发挥中医的作用；

（3）坚持中西医结合，组织西医学习和研究中医；

（4）积极为中医发展与提高创造良好的物质条件；

（5）中医中药要逐步实现现代化；

（6）保护和利用中药资源，促进中医药可持续发展；

（7）坚持"中西医并重"，把中医和西医摆在同等重要的地位，互相补充共同发展；

（8）坚持中医中药结合，医药并重，促进中医中药同步发展与振兴；

（9）正确处理好继承与发展的关系，保持特色，发挥优势，积极利用先进技术，促进中医药学发展。

（三）中国药品管理法构成体系

现行的《中华人民共和国药品管理法》是1984年9月20日第六届全国人民代表大会常务委员会第七次会议通过，2001年2月28日第九届全国人民代表大会常务委员会第二十次会议修订。2002年8月4日，时任国务院总理朱镕基签署中华人民共和国国务院第360号令，公布《中华人民共和国药品管理法实施条例》，自2002年9月15日起施行。2015年4月24日，第十二届全国人民代表大会常务委员会第十四次会议通过关于修改《中华人民共和国药品管理法》的决定，现行《中华人民共和国药品管理法》为2015修正版。

第十二节　药品管理法律法规相关中药的规定

药品管理法律法规相关中药的规定，主要集中于《中华人民共和国药品管理法》2015修正版、《中华人民共和国药品管理法实施条例》等相关法律法规中。

一、国家药典相关内容

《中华人民共和国药品管理法》第三十二条："国务院药品监督管理部门颁布的《中华人民共和国药典》和药品标准为国家药品标准；国务院药品监督管理部门组织药典委员会，负责国家药品标准的制定和修订。"

二、药品流通过程中政府主管部门行使的国家监督权

现行的《中华人民共和国药品管理法》规定："药品监督管理部门有权按照法律、行政法规的规定对报经审批的药品研制和药品的生产、经营以及医疗机构使用药品的事项进行监督检查，有关单位和个人不得拒绝和隐瞒。"

三、新药研制及开发内容

现行的《中华人民共和国药品管理法》与《中华人民共和国药品管理法实施条例》对新药的研制有简练的原则性规定。1999年，国家药品监督管理局先后制定了《仿制药品审批办法》《新药保护和技术转让的规定》《新药审批办法》《药品临床试验管理规范》《药品非临床研究管理规范》等法规，在这些法规中，对于新药的研制及其整个过程，按中、西药品的品种不同有明确、具体的规定。此后，这些法规又进行了修订、补充、更新，国家药品监督管理局2003年颁布了《药品临床试验质量管理规范》《药品非临床研究质量管理规范》，2005年针对卫生突发事件的特殊情况，颁布了《国家药品食品监督管理局药品特别审批程序》，使得中国对新药研制有关的法规更为完善。

中国药品生产在国民经济中所占的比重较大，因而对新药研制颁布了一系列具体的法律、法规。尽管中国法规涉及面广、涉及方面多，但对受试者权益保护并不具体。

四、药品的国家注册

中国药品监督管理局为保证药品的安全、有效和质量可控，规范药品注册行为，根据《中华人民共和国药品管理法》《中华人民共和国药品管理法实施条例》，在2002年颁布了《药品注册管理办法（试行）》，对药品的注册做了全面的法律规定。明确药品注册是指依照法定程序，对拟上市销售药品的安全性、有效性、质量可控性等进行系统评价，并做出是否同意进行药物临床研究、生产药品或者进口药品决定的审批过程，包括对申请变更药品批准证明文件及其附件中载明内容的审批。规定在中华人民共和国境内从事药物研制和临床研究，申请药物临床研究、药品生产或者进口，以及进行相关的药品注册检验、监督管理，均

适用本办法。2005年国家食品药品监督管理局第17号令颁布了修订的《药品注册管理办法》，于2005年5月1日起开始施行。2007年6月18日，国家食品药品监督管理局第28号令颁布了再次经修订的《药品注册管理办法》，自2007年10月1日起施行。其在附件中对中药及天然药品的注册、化学药品的注册、生物制品注册、药品再注册等均有明确的规定，符合中国中、西药品并存的实际状况，但不包括兽药在内。

五、药品的生产和做标记

《中华人民共和国药品管理法》与《中华人民共和国药品管理法实施条例》的第二章"药品生产企业的管理"、第六章"药品包装的管理"对药品的生产和做标记做了规定。中国是药品生产大国，作为国家主管部门的国家食品药品监督管理局1998年颁布的《药品生产质量管理规范》、2000年20号令颁布的《药品经营质量管理规范》，以及2004年14号令颁布的《药品生产监督管理办法》，以加强药品生产的管理为目的。中国的管理法规详尽，但没有在国家主法律法规中体现。《中华人民共和国药品管理法》与《中华人民共和国药品管理法实施条例》的第二章"药品生产企业的管理"对药品生产管理的规定详尽，但中国的上述法规仅涉及人体用药品的生产。中国食品药品监督管理局2000年21号令《药品包装用材料、容器管理办法》（暂行）中缺少有关药品标记的详细规定。

六、医药经营活动方面的法律规定

中国《中华人民共和国药品管理法》与《中华人民共和国药品管理法实施条例》的第三章"药品经营企业的管理"中要求药品经营企业必须有"医药经营活动许可证"。

七、药品的销毁依据和流程

中国现行的《中华人民共和国药品管理法》2015年修正版与《中华人民共和国药品管理法实施条例》有较详细的处罚条款，但尚无关于药品销毁的法律规定。在主管部门法规中散在地提到了药品的销毁问题，例如，在2012年卫生部第90号令《药品经营质量管理规范》中，第三十六条提到了药品销毁的管理；国家食品药品监督管理局2012年《关于进一步做好铬超标胶囊剂药品监督召回和销毁工作的通知》，也有条文提到了药品的销毁。但是，详细论述药品销毁的依据、流程、资质、场地、监督等专门条款尚欠缺。

八、药品价格的调控

在《中华人民共和国药品管理法》与《中华人民共和国药品管理法实施条例》第七章"药品价格和广告管理"中对药品价格有专门条款。《中华人民共和国药品管理法实施条例》第七章第四十八条规定："国家对药品价格实行政府定价、政府指导价或者市场调节价。"在《中华人民共和国药品管理法》与《中华人民共和国药品管理法实施条例》对药品价格的法律规定中，大多是基本原则。有鉴于药品价格调控对民生的重要性，食品药品监督管理局、发展改革委员会、卫生部2007年5月28日颁布了《关于加强城市社区和农村基本用药定点生产使用和价格管理的通知》，要求"定点生产的城市社区和农村基本用药实行统一价格。价格主管部门在适当放宽生产企业销售利润率的前提下，对定点生产的城市社区和农村基本用药单独制定价格。生产企业将定点生产药品的零售价格直接印制在药品的最小零售包装盒上"。

九、药品安全性监管的法律规定

现行的《中华人民共和国药品管理法》与《中华人民共和国药品管理法实施条例》对药品安全性监管做了较为具体的规定，并对安全性监管所发现问题的处罚做了进一步的详细规定，这一方面表明中国政府重视从法律的角度加强药品安全性的监管，另一方面也提示在中国存在个别人药品安全性法律意识淡漠致使该领域的问题突出，需要政府从法律角度严加监管并配合严厉的处罚措施以保证人民群众用药安全。

十、药品信息发布的法律规定

现行的《中华人民共和国药品管理法》与《中华人民共和国药品管理法实施条例》中对药品广告的管理有规定，对药品信息的发布尚无规定。

十一、对使用药品的公民造成健康损害的责任追究

现行的《中华人民共和国药品管理法》与《中华人民共和国药品管理法实施条例》对药品生产、经营、使用过程中违法产生问题的追究责任处罚做了详细、严厉的规定，但对公民在使用药品时出现健康受损情况的赔偿没做规定。

第五章　中医药进入国际市场面临的壁垒

　　随着中国"一带一路"倡议发展的部署，中医药作为中华民族五千年传统文化的瑰宝，如何行之有效地在国际社会传播，提高各国人民对中医药的关注与认知成为新的问题。巴西与我国均为"金砖国家"，两国对话交流密切，是全面战略伙伴关系国家，故将巴西的中医药发展作为研究对象。

　　首先，由于中西方地域和文化的差异，大多数外国人更喜欢看得见、摸得着的西医，而对于"望、闻、问、切"的传统辨证论治的中医存在不信任的倾向。西医侧重的是立竿见影，中医则以治未病为主，侧重于防病。再从药物方面讲，在西方人意识里，药的概念更多的是片剂或胶囊，而在面对传统中药混浊的汤剂与黑色药丸时却不知所措，近代以来中医在西方发达国家仍然被归类为补充替代医学的一种，西方医学并不承认中医是一门科学的医学体系，随着补充替代医学近年来的蓬勃发展，传统西方医学药物的不良反应危害人体健康的事件时有报道，补充替代医学疗法已经被越来越多的人接受并肯定了其疗效。

　　其次是从业人员的专业素质问题。据统计，截至2021年，巴西有超过10000名针灸医师，但在卫生服务网络内进行免费治疗的医师却只有约500名，很难满足民众对针灸疗法的需求。尽管巴西已开设针灸、推拿等中医药课程，但在中医药教育上并未形成统一、规范的教学标准。在教学内容方面，巴西的中医教育仍以针灸为主，缺乏对中医理论及中药知识的培训，难以发挥中医药全面的医疗保健作用。同时，由于语言、教师和教材制定水平的差异，巴西各地区中医教学质量参差不齐。在教学管理方面较为宽松，如在中医学院里接受针灸课程培训学生中约73%的学生每个月才能上1次课；学历认证方面，对不同人群中医药教育的学历认证仍不完善，这也成为妨碍学生交流学习的因素之一。再次，用于出口的中医药材还缺乏严格的规范质量标准，严重阻碍了中药的出口。

　　本章剖析中医药在国外发展过程中存在的问题，探讨相应的对策，为中医药在南美国家乃至国际社会更好地发展和传播提供相应思路。

第一节 政策法规导致的壁垒

中医药作为我国独特的卫生资源、潜力巨大的经济资源、具有原创优势的科技资源、优秀的文化资源和重要的生态资源，在经济、社会发展中发挥着重要作用。通过对美国、欧盟、日本及韩国等国家涉及中药进口的法规进行研究，得出不同的市场我们应该采取不同的出口策略，在巩固已有的市场份额的基础上，促进我国中药产品的出口；另外，要在中药产业的现代化和标准化方面不断完善。政策法规壁垒是贸易壁垒中非常重要的手段和措施，它对我国中药贸易的影响是决定性和深远的，因此，有必要对主要贸易对象国的法规性贸易壁垒进行研究。

一、严格的上市注册和认证制度

各国对进入本国市场的中药，在注册技术法规方面有严格的要求，多用西方的标准要求，管理中药产品的上市注册。中药产品由于其自身特点，完全按化学药标准在国际市场中实行全面审评程序进行药品注册的难度极大，导致中药产品很难以药品身份进入各国市场。

主要发达国家采用化学药物要求来管理中药药品的上市注册，例如，澳大利亚常将中药作为登记（列册）药物注册，不同类别的中药产品对其所含成分和适应症均有不同的要求标准，注册药物的安全性、质量和功效均需经过TGA（执行药品审批及监管的机构）上市前评估。美国食品药品监督管理局（Food and Drug Administration，FDA）最初对中药申报也要求提供药物组成、药物分子式等技术资料。而对中药来说，通常包括多种成分的混合物，化学成分和药效作用不能完全确定，从而导致中药难以获得国际注册药品市场的认可。另外，对于海外发达国家相关法规尤其是注册登记规程缺乏系统性研读，或者不熟悉相应规则和运行程序，也是政策壁垒背景下国内中药企业进入海外市场遇到的核心挑战。

中医药想要在国际上立足就必须攻破贸易壁垒，得到国家政府的支持，得到法律的保护，坚决执行国家药品质量管理的强制性标准提高产品质量；积极采用原产地领域产品保护策略，促进道地药材的国际出口。

二、中药自身存在问题

我国中药产品存在的不足也是遭遇政策法规壁垒的原因之一。

1.中药材种植区与品种选择至关重要

中药材生长具有地域性，不同的纬度、气候条件、土壤湿度等都影响中药材的生长，影响有效物质的累积。中药材海外培育，品种选择也是一大难题。引种药材易产生变异，如人参在南方栽培，药效降低；也可能寻找到优质的中药材生产基地，如国内好医生药业坚持标准化生产药材，建设了全国最大的布托附子GAP标准化示范栽培基地，扩大了附子的道地产区。中药材种植区与合适品种都需要人力、物力和时间的投入，从而才能保证中药材的产量与质量。

2.中药价值普及亟需加强

我国提出"一带一路"倡议以来，中医药的国际化发展抓住了新机遇，促进了传统文化产业的转型升级，在很多国家大放异彩。目前，全球168个国家和地区都在提供中医药产品和服务，"世界记忆名录"收录有《本草纲目》和《黄帝内经》。中医药中心、岐黄中医学院已在乌克兰、法国、捷克等多个国家成立。其他国家对中医药的重视程度逐渐上升，但中医药文化博大精深，蕴含中华民族上千年的智慧，在国外众多国家的普通民众特别是农民中的传播较为缓慢，许多人对中国中医只是听闻，对中药价值更是一无所知。另外，种植中药材比农作物更为特别：①采收后需经过清洗、干燥及其他加工炮制过程；②储存时需小心，如枸杞子、参类等；③很多中药材种植后需要几年时间才能采收，一些品种还存在连作障碍的问题。但产品往往出售价格不高，也没有如农作物那样便利的交易市场，农民辛苦得不到回报，从而放弃种植。

3.中药材种植技术有待推广

海外国家往往存在中药材种植技术缺乏、专业人员较少等问题。中药材种植涉及植物学、栽培学、中药学等专业知识，很多国家种植技术、生产工艺落后，机械化程度相对较低，加工的产品质量良莠不齐；同时，组织管理松散，规范化水平有待提高。

我国中药产业集中性较低，占多数的中小型企业技术研发能力弱，管理水平低下，生产工艺落后，质量检测手段和模式落后，产品质量不稳定，加上中药种植环节因环境污染容易造成重金属含量及农药残留量超标，从而导致中药产品质量达不到国际标准。此外，我国出口国际市场的中药产品包装也存在药品使用说明书不规范、处方药与非处方药标识不清、含有西药成分不注明、包装材料质量低劣、商标设计不符合消费者认知习惯等问题。这一高门槛技术标准的设置，在一定程度上限制了部分想进入的药品生产企业。

三、国内中药法规体系不健全

我国中药的研制、生产、经营、使用和监督管理依照《中华人民共和国药品管理法》执行，对中药的监管依照药品管理规范和条例，而这些法律法规以化学药品的内容居多，缺乏针对中药的相关实施细则。目前我国尚未建立完善的针对中药的法律法规体系，在中药资源保护和开发利用、注册管理、生产质量管理、经营过程管理、非临床研究管理等方面，法规的推行和实施尚需完善。

第二节　技术标准导致的壁垒

各国关于中医药的技术法规、标准繁多，各种合格评定检验程序十分复杂。目前，已经有近百个国家和地区制定了中医相关技术法规和技术标准。而且，各国的国家医药管理机构、地方政府或民间机构也颁布了许多工业品和消费品的技术规定，而且不断制定新的相关规定。由于缺乏专门针对国际中医药的政策法规的收集、整理、分析，我国很多中药企业往往对进口方的各种关于中药的技术法规、标准和合格评定程序了解不足或没有跟踪到国外最新规定，错失了很多机会，影响中药顺利出口国际市场。

一、规范标准贯穿种植、研发及生产各环节

中医药是保障人民健康的宝库，治未病思想是中华民族几千年来的健康养生理念及实践经验。中医药国际化与现代化需要各方资源的协调合作及中药全产业链的发展。产业链中的良种选育、种植养殖是第一步。在海外进行中药材的培育种植，促进中医药走出国门。在科研发达、药典完善的国家，借用其优秀的科研技术，进行优质中药材本土化栽培研究，合作共赢，优化道地药材品质；在劳动力充足、草药资源丰富但药用植物种植业不发达、可持续发展低的国家，企业合作选育优质道地中药材大面积栽培，获得物美价廉的中药，增加当地收益，促进中医药传播与发展。政府通力合作、借鉴别国经验、考察适宜环境，在海外种植药效确切、产量宏丰的中草药，将对推进"一带一路"中医药大健康产业大有裨益。海外发达国家设置高门槛的技术壁垒，贯穿中药材种植、中药研发及生产各个环节。以澳大利亚为例，药品生产企业如果想进入该国，必须取得TGA认可的药品生产质量管理规范（GMP）证书，同时要求药材的生产质量管理要有良好的药物临床试验质量管理规范（GCP）和药物非临床研究质量管理规范（GLP）等国际标准。中药企业对中药材种植管理、炮制与提取、质量检测、药理药效毒理评价等，从剂型、药理、毒理、有效成分等都要符合与澳大利亚法律规范接轨的各项标准。

二、未建立针对中医药技术性贸易壁垒的反技术性贸易壁垒服务体系

反技术性贸易壁垒预警机制是指负责搜集进口国技术标准、法规的变动信

息，动态监控及预测出口商品遭受技术性壁垒的状况，建立相应的国外技术性壁垒数据库，及时向出口行业和政府机构发布预警信息。我国有些地区，如广东、浙江、福建等，借鉴了其他国家的一些成熟做法，已建立了相应的通报咨询网站和国外的技术性贸易壁垒信息中心和数据库，及时发布预警信息，为企业提供信息咨询服务，同时向涉外出口企业提供 WTO/TBT 通报、贸易对象国的技术法规、国际上技术性贸易措施的发展动态等有关信息。但我国现在还没有专门针对中医药的反技术性贸易壁垒服务体系，只有 TBT/SPS 通报咨询网等技术性贸易壁垒相关网站上有一些中药技术性贸易壁垒的报道和信息，但这些信息数量少、分布散，且缺乏深入分析，对中药企业克服技术性贸易壁垒指导意义不强。建立反技术性贸易壁垒服务体系可以使我国政府和企业对目前已有的技术性贸易壁垒信息进行充分的了解和掌握，避免由于不掌握规则而发生贸易纠纷甚至产生无谓的损失。

三、化学成分研究存在的问题

1.很少进行活性成分研究

一些研究者只是单纯进行化学研究，满足于发现一些新化合物，对活性成分极其不重视，出现了研究活性成分的人少之又少的现象。为了能够发现新的化合物或新的结构，一些人对有多年临床疗效的中药或民间药兴趣不大，宁可去寻找那些新的植物资源，而不管它是否有活性或是否有临床经验。

2.活性成分研究的思路和方法不当

所谓活性成分研究，多半只是将别离得到的化合物在测定结构之后，再送至有关活性筛选部门进行活性筛选，抱着可有可无的态度进行研究，收效甚微，较少有人采用活性指导下的导向别离方法。因此，那些含量甚微又难以别离的活性成分在别离途中可能丧失，丧失了也难以发觉。

3.未能充分重视中医药的传统经验

中药多以汤剂形式应用，但是水溶性成分过去很少成为化学研究者的工作对象。迄今，研究者多沿用西方做法，将中药当作一般的植物药进行研究。实际上中药很少单用，多为组方用药，中药的疗效主要是方剂的药效。但中药方剂有效成分（或活性成分）的研究，由于种种原因，化学家很少涉及甚至望而生畏，体内环境（如 pH 值、肠内菌丛、酶等）对中药及其复方制剂成分的影响常被无视，故采用常规方法得到的成分很可能只是一般化学成分，或可能只是活性成分的前体药物。

四、技术性贸易壁垒对我国中药出口的影响

1.未注册遭遇查封

继英国叫停"复方芦荟胶囊"后，目前出口菲律宾的中药遭遇了红灯，部分

中药遭遇突袭被下架。由于中药未在当地注册，菲律宾有关部门于不久前对马尼拉地区多家中药店及仓库进行了查封，导致菲律宾本地许多中药销售商开始纷纷下架，中国对当地的中药出口也由此受到影响。

2.严格二氧化硫等残留物检测

日、韩等国是中成药的消费大国，但也对从中国进口的中药材设置过各种门槛。据悉，韩国此次修订的中药材品种涉及非常广泛，包括姜黄、大黄等在内的72种中草药材，新增60种草药及23种岩土矿物的传统中草药。72种中药材中二氧化硫残留限量全部修订为$30×10^{-12}$，最大指标提高了50倍，同时，新增对60种草药进行二氧化硫残留检测，对23种源自岩石和矿物传统药物中重金属（包括铅和砷）的最高限量进行了规定。

3.包装和标签规则

在FDA 2004年2月份统计中，因不符合包装、标签、说明书规定，美国FDA扣留中国药品占总药品扣留批次的73.1%。我国出口中药所用包装材料主要有纸张、木材、金属、塑料、玻璃、棉麻等，还有复合材料、陶瓷、丝绸等。所用包装容器有纸箱（纸盒）、铁桶和各种瓶、罐、听、盒、塑料袋、复合袋、托盘等。调查表明，纸箱（或纸张）包装的，一般在40%～50%；麻袋（合麻布）包装的，占20%左右；机扎包的，占10%左右；其他精细高档包装形式，不足10%，和国际医药贸易平均水准相比，处于中等偏下，与国外药品出口包装相比，则有相当大的差距。这些数据都说明了药品的包装和标签规则在药品技术性贸易中的重要性。

4.绿色壁垒

绿色壁垒是指为保护环境以及人类和动植物的生命和健康而采取的限制进口的措施。但是目前我国中药企业的环境安全意识还非常薄弱，具体表现为：从中药企业的外部来看，我国的企业基本上都未充分考虑到自身的种植、生产经营对环境的影响和污染；从企业的内部来看，员工的环境意识很差。为此，国内的中药企业必须清醒地认识到应及早推行HSE管理体系和准备ISO14000认证，以应对绿色壁垒。

五、专利技术壁垒

专利是医药行业的进入壁垒，拥有自主知识产权及专利保护机制是医药企业进行竞争的最有力保障。西方主要发达国家均有良好的鼓励创制新药的机制。国际跨国医药公司拥有强大的研究开发能力和拥有大量的药品专利与方法专利。相反，我国很多医药企业的生存一直以仿制品为主，缺乏自主创新意识，没有自主知识产权和专利技术，导致只顾眼前利益。在目前专利保护越来越受到国际的关注背景下，我国的药品很难进入欧美主流市场，因此，专利技术壁垒是我国的医药企业面临的最主要的技术壁垒之一，在出口贸易中务必避免专利侵权。

第三节　文化壁垒

一、中医药在国际化进程中受到文化差异的制约

中医药的价值理念与中国传统文化和古代哲学思想息息相关，是以阴阳五行、经络学说为基石的理论体系，具有抽象思维和朴素的唯物主义的特点，在现代医学的角度看来缺乏明确的证据支撑。而现代医学比较注重理性思维，强调任何医疗决策都必须建立在最佳科学研究证据的基础之上，从而使得很多国家特别是西方国家对于传统中医药的思维有隔阂。另一方面，中、西方具有不同的文化体系，这也导致人们的思维方式存在差异。

中医药在专业用语方面以中国古代语言体系为载体，往往一个明确的词汇却能表示多种不同的概念，这与世界上绝大多数国家和地区尤其是欧美国家的语言结构大相径庭，使得中医药相关知识在跨文化传播的过程中能直接翻译为目标国家的语言成了非常困难之事。另外，需要指出的一点就是有一些伪劣假冒产品充斥市场，毁坏了中药的信誉。一些中医药从业人员只看重经济利益，忽视了长久的发展，也对中医药在国际上的发展产生了很大的负面影响。

因此，虽然现在中医药在世界上很多国家得到了一定的认同，但是如何能够被各国医学界和政府接受，更彻底地摆脱文化差异的制约进行交流与传播是中医药国际化进程中面临的首要问题。

二、科学一元化与多元化认知存在冲突

中医药科学文化概念目前尚未被全球学术界广泛接受，其代表的科学多元化，即由不同的认知方式和文化实践所获得的经验和知识，上升为科学理论之后，所包括的概念、表达方式和评价标准具有多元化特征。目前多数人认同以物质为认知中心的一元化科学标准，导致中医药科学知识形态难以被接受。

此外，尽管中医药主张"有疗效就是硬道理"，中医药作为医学科学的独特疗效和科学内涵正逐渐被世界上更多的政府和民众认可，但是面对如何证明疗效，是否具有充分真实的数据进行证明的质疑，仍然有待解决。正如中医药在新冠疫情防治过程中发挥了积极的作用，但是在全球抗疫中并未得到广泛认可和使用，主要原因还是在于缺少循证医学证据的支持。

三、中西方文化差异

1.思维方式

西方人注重思辨理性分析实证，剖析整体再加以综合；在西方哲人看来，只有思辨性的东西才是最真实、最完善、最美好的。

中国传统的思维方式，不是通过归纳推理，演绎推导，而是基于事实，凭借已有的经验和知识，对客观事物的本质及其规律性加以识别、理解和进行整体判断。与直观的思维方式相联系，中国人认识世界的方式是"体知"而不是"认知"。

2.价值取向

西方人注重以自我为中心，重个人、重竞争；西方人的价值观是，个人是人类社会的基点。每个人的生存方式及生存质量都取决于自己的能力，有个人才有社会整体，个人高于社会整体。中国人注重群体、社会、和谐。中国人的价值观，强调群体意识、社会意识，个人利益应当服从社会整体利益，只有整个社会得到发展，个人才能得到最大利益。

3.伦理道德

西方人注重个人放任，创新发展，张扬荣誉；西方人崇尚个人奋斗，尤其为个人取得成就而自豪，从不掩饰自己的自信心、荣誉感和获得成就后的狂喜；西方文化鼓励个人开拓创新，做一番前人未做过的、杰出超凡的事业；西方人的家庭观念比较淡漠。中国人注重谦虚谨慎，不偏不倚。中国文化在个人取得成就时，不主张炫耀个人荣誉，而是提倡谦虚谨慎，反对"王婆卖瓜自卖自夸"。在人际关系上，中国传统的文化则要求人们不偏不倚，走中庸之道，维护现状，保持和谐。

第六章 "一带一路"背景下中医药 对巴西贸易成就

（实例研究——以甘肃中医药大学为例）

第一节 中医药国际化进程推进

一、中医药国际化的背景

早在一千年前的古丝绸之路中，中医药就已经在各个沿线国家中有所流通。在唐、宋时期，中医药理论得到了大范围的宣传与推广，为当时西方医学事业建设提供了重要的理论依据。在魏、晋时期，中医药的传播地区主要集中在亚洲各国，如日本、朝鲜等地均深受中医药的影响。在随后时间内，鉴真东渡、玄奘西行等事件的发生，同样为中医药在周边国家和地区的普及和推广提供了重要的推动力。在现代社会中，"一带一路"倡议的全面推行，为实现中医药国际化发展提供了良好的契机。从"一带一路"沿线国家来看，其中绝大多数国家均存在特色的传统文化印记，这能为中医药在当地的推广和应用提供重要的保障。同时，在当前背景下，中医药国际化进程的推进将进一步密切各个"一带一路"沿线国家彼此间的互动与联系，进而促进供应链、价值链和产业链的补充与完善，引导"一带一路"沿线国家建立良好的合作关系，为中医药发展提供重要的推动力。"一带一路"倡议得到了沿线国家的一致肯定与认同。部分国家在参与"一带一路"倡议的推行过程中均表达了自身的想法与态度。"一带一路"沿线国家将自身战略规划同国际化发展相联系，进而为保证中医药国际化发展目标的实现奠定了深厚的基础。"一带一路"倡议的推行与中医药科技创新相结合，能够进一步拓宽中医药从业人员的国际视野，同时引导他们树立科学、合理的理念，进一步加深对中医药在国际交流过程中暴露出的问题及未来演变趋势的认识。在前期的文献研究中发现，基于"一带一路"倡议推进的背景下，"一带一路"沿线国家为中医药国际化发展提供重要的支持，通过组织开展一系列学术交流活动、科技创新活动等，推动中医药与"一带一路"沿线国家传统医学相结合，同时强调对"一带一路"沿线国家的医药企业建立良好的合作关系，促进中医药产品类型的进一步拓宽，促进中医药传播体系的补充与完善，进而提高了中医药在国际领域中的影响力。"一带一路"倡议的推进为实现中医药国际化发展提供了重要的支撑与保障。为促进中医药产品和服务在"一带一路"沿线国家的普及与应用，我们应重视对国际主流的双边自由贸易协定模式进行参考，密切与各国间的合作关系，以期为实现中医药国际化发展提供重要的推动力，同时对区域经济产生显著的刺激作用，推动国内中医药产业的转型与升级，助力中医药产业的优势与作用得到充分发挥，推动我国社会经济健康有序发展。

二、中医药国际化发展的现状

从现阶段中医药发展状况来看，中医药企业综合实力并不强，对内部产品的研发和投入力度相对较低，进而导致一系列仿制药品的出现，对整个市场秩序造成严重的破坏，且中医药企业的整体经营效益并不高。在这种背景下，中医药产业优势随着时间的推移越来越少，难以保证自身利益目标的实现，对整个行业发展也造成了极大的限制与阻碍。部分企业出于对自身经济利益的考虑与分析，并未对中医药的核心特征保持高度关注，进而导致整个产业发展难以与当前社会发展要求相适应。不仅如此，相关行业并未结合当前中医药产业现状制定相应的质量标准体系，缺乏对中医药成分的准确了解与认识，进而造成在现实条件下对中药质量的监管与评估不到位。从国际方面来看，国际社会团体同样尚未制定科学、统一的诊治与评估标准，进而对中药在国际领域的普及和应用造成一定的阻碍。另外，部分中医药企业的知识产权保护意识相对淡薄，进而导致中医药知识产权流失情况普遍发生，这实际上对中医药国际化发展造成严重的负面影响。通过对国际中药市场进行分析，我国拥有的专利权所占比重仅为1%，同时，随着国外产品参与我国医药市场，传统中药产品在国内市场所占份额有所下降，最终对中医药事业建设造成一定的阻碍。与中药产品的对外贸易相比，中医药服务贸易体系仍然存在诸多方面的缺陷和不足，对中医药服务产业在国际领域中的发展造成一定的阻碍与限制。王硕等表示，最近一段时间内，部分西方国家国际贸易政策的调整对中医药的国际化发展造成强烈冲击。大多数国家均将本国传统医药的国际化发展作为主要战略目标。同时，部分国家和跨国企业，试图在中医药研发、标准制定和产品发展等方面增强自身竞争优势。例如，韩国在传统药物销售和管理方面积累了丰富的经验；尼泊尔和印度等国家经过多年的探索与实践，有效促进自身医药理论体系的补充与完善，在西方国家中得到大范围的普及和应用。这部分国家凭借自身在技术、资金等方面的优势，进一步提高对中医药的开发与投入力度，积极抢占在国际市场中的份额。部分跨国企业同国内机构建立了良好的合作关系，进一步扩大产品类型，进而对我国中医药产业的发展提供了一定的推动力。由于"一带一路"沿线国家在政治和文化等方面存在显著区别和差异，进而导致政策壁垒出现的可能性较高。尤其是绿色贸易壁垒的出现对中医药国际化进程的推进造成严重的负面影响。现阶段，中药成分特征难以与国际现行相关质量标准要求相适应，国内中药质量标准并未得到国际认可，进而导致其国际化进程的推进受到严重限制。中医药国际化创业型人才教育体系存在一定的局限性，目前大多数院校均选择的是西医院校教育模式，在课程设置方面虽然对中医药传承特征保持着高度重视，但教育内容并未与目前先进成果相结合，教师的国际视野相对狭窄，进而造成学生的国际化意识相对淡薄。不仅如此，国内中医药高等院校对语言和文化的关注相对较低，学生的语言掌握能力相对不足。虽然现阶段中医药已经在国际领域得到大范围的传播和推广，且同多个国家建立了良好的合作关系。但现阶段国内中医药院校和国外的学术交流并不密切，且科研互动力度较弱，导致国内中医药团体缺乏对国际化医疗技术的了解与认识，最终使得教育体系存在一定的缺陷和不足。我国中医药创业型人才培养战略相对不足。为了保证中医药国际化发展目标顺利实现，我国强调将中医药国际化与"一带一路"倡议相结合，进而完善中医药产业的国际布局。但是在中医药国际化创业型人才培养方面，尚未制定明确的战略。"一带一路"沿线国家的人才需求与当前中医药人才培养规模难以匹配，同时人才培养的战略布局同样存在缺陷。基于此，现阶段我国在中医药创业型人才培养方面仍然存在较大的提升空间。

三、中医药国际化发展的路径创新

2013年"一带一路"倡议的提出，其强调促进多边国家的经济贸易发展和政治互信，经过一段时间的探索与实践，"一带一路"倡议在推进过程中取得了显著成效，同时也得到了诸多"一带一路"沿线国家的认同与肯定。"一带一路"沿线国家中大多存在传统医药理论，且将传统医学摆在重要的战略地位。而这种条件能够为中医药在沿线国家中的普及和应用提供重要的基础。近年来实施的《中医药发展战略规划纲要（2016—2030年）》明确表示，应积极推进"一带一路"建设，充分发挥中医药在促进卫生、经济、科技、文化和生态文明发展中的独特作用，统筹推进中医药事业在新时期与时俱进，振兴发展，保证中医药国际化发展目标顺利实现。为了保证中医药发展与"一带一路"倡议相结合，应从以下4个方面作为切入点。

（一）加大在"一带一路"沿线国家对中医药的宣传

在党的十八大召开期间，习近平同志表示应进一步提高对中医药产业的重视力度，积极推进其国际化发展，其中一个关键方面在于进一步提高对中医药的宣传、推广力度，进一步加深"一带一路"沿线国家对中医药的认知与了解。习近平总书记曾公开表示：传统医学"一带一路"沿线国家合作的重要方面，中方愿意同各"一带一路"沿线国家共同参与到对中医医疗体系的建设当中，以确保传统医学的优势和作用得到充分发挥。这实际上同样从侧面反映出我国推进中医药国际化的态度与决心。基于此，我国应在"一带一路"倡议的支持下，进一步扩大中医药的宣传和推广范围，引导各国在中医药方面建立良好的合作关系。通过举办中医药博览会、组织开展一系列国际性中医药会议等形式，进一步密切同国外医学机构的沟通与交流。

（二）践行中医药现代化路径

中医药现代化是中医药国际化发展的必然选择。现代信息技术水平的持续提高能够促进对复杂的中药成分进行研究获得相应的效应成分。从现有关于中医药的研究现状来看，基于中药方剂的配伍理论的支持，有效对其进行成本配置，进而保证对其作用机制有准确识别与判断。另外，科研成果积极申请专利，避免知识产权受到侵犯，以促进中医药国际化发展目标顺利实现。在现代科学技术的支持下，培养自身研发能力和创新能力，以保证中医药产业发展与当前国际发展要求相适应。

（三）参与国际中医药政策标准制定

我国的中医药质量标准并未得到国际领域的高度认可，为了进一步推进中医药国际化进程，应积极履行世界卫生组织传统医药合作中心的职能，有效参与世界传统医药的法规标准制定过程中，确立自身在中医药政策标准制定中的主动地位。在"一带一路"沿线国家，如泰国和新加坡等国家，均从立法层面上设定中医药政策。应进一步密切同中医药社会认可度高国家的合作关系，进而为其他国家传统医学建设提供重要的支持，实现双方的共赢。

（四）加大中医药出口，推动贸易发展

中医药在"一带一路"倡议的支持下，能够对中医药的国际化发展进行多层次的战略规划。首先将打造的具有鲜明中医特色的产品推广到"一带一路"沿线国家的医药市场当中，打造良好的市场形象，同时利用一系列的投资、合作等活动来实现对中医药文化的宣传与推广，为中医药的国际化发展奠定深厚的基础。同时强调对各国现行相关法律体系的考虑与分析，构建出综合全面的标准体系，确定恰当、合理的贸易模式，保证服务贸易的优势得到充分发挥。

中医药在"一带一路"倡议的支持下，在推进自身国际化进程当中应重视对国内外宏观环境的考虑与分析，掌握中医药发展实际情况，以及"一带一路"建设带来的机遇和挑战，在这种条件下，通过进一步提高"一带一路"沿线国家对中医药的推广、加强中医药现代化的推进和确立国际中医药政策标准制定的主动地位等方式，来保证预期发展目标得以顺利实现。

（五）推进中医药疗效量化

在"一带一路"倡议背景下，积极在"一带一路"沿线国家建立中医药大数据平台，收集、整理和分析中医药临床数据，为疗效量化提供真实的数据支持。此外，通过大数据挖掘潜在的中医药治疗优势病种和有效方案，推动中医药疗效的提升。同时，调整疗效评判依据，不能完全按照西方的证据，中医药治疗中很多对症候的判断和对病人状态的调整，都应该被作为中医药疗效的标准、证据之一。目前很多中药研究领域正在通过多中心的、双盲的、随机的统计数据来使中药的疗效能够得到科学的说明，中医药要发展，必须有可靠的循证医学证据。

第二节　甘肃中医药大学与巴西开展中医药发展交流合作

一、2018年巴西中医药学会代表团来甘肃中医药大学访问交流

2018年4月19日上午，巴西中医药学会会长方芳女士、副会长罗德瑞格·拉米斯先生及巴西联邦药物监督委员会委员保罗·华兰达博士一行来甘肃中医药大学访问交流。

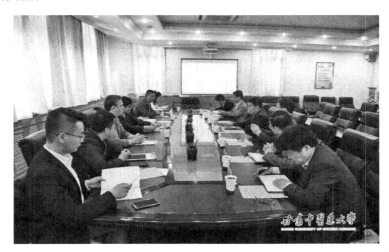

李金田校长在行政楼二楼会议室亲切会见了代表团并举行座谈会。座谈会由郑贵森副校长主持，甘肃省卫生和计划生育委员会国际处李宏民副处长、甘肃省中医药发展中心蒲永杰主任以及兰州佛慈制药股份有限公司国际贸易部相关负责人出席了座谈会。甘肃中医药大学国际合作交流处、人事处、丝绸之路中医药发展研究院、科技处、国际教育学院等部门负责人参加了座谈会。

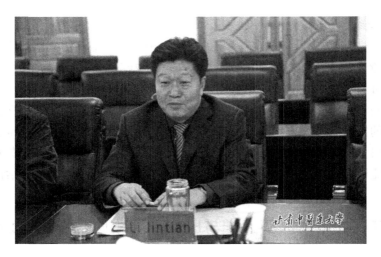

首先，李金田校长对巴西代表团来访表示欢迎，并从甘肃中医药大学专业学科、科研及医疗特色和优势等方面对学校整体情况做了全面介绍。同时，李校长从甘肃省中医药文化底蕴、甘肃省特殊地理环境下形成的丰富中草药资源优势、甘肃省良好的中医药发展政策环境、甘肃省地处丝绸之路黄金段向西开放的便利条件以及通过校企合作对中医药发展促进作用等几方面介绍了甘肃中医药大学近年来在对外交流合作中所取得的成绩和经验，并就加快中医药在巴西的传播及更好地造福巴西民众与代表团进行了深入交谈。

甘肃省卫生和计划生育委员会外事处李宏民副处长也就甘肃省海外"岐黄中医学院"及中医中心的建设及整体运行情况做了详细介绍。

巴西中医药学会会长方芳女士详细介绍了中医药在巴西的传播发展情况，她指出中医药在巴西发展潜力巨大，巴西政府和人民对中医药疗效及中医药文化认可度较高，尤其是中医药在治疗一些慢性疾病方面效果显著，得到了巴西民众的认可，中医药在巴西的传播和推广具有广阔的前景。

会谈中双方就甘肃中医药大学及甘肃中医药大学附属医院与巴西中医药学会合作并努力推进中医药教育及医疗事业在巴西的发展达成共识。

巴西中医药学会代表团此次来访，拓宽了甘肃中医药大学与"一带一路"沿线国家在中医药领域的合作范围，为双方进一步合作，推动中医药在巴西的发展奠定了良好的基础。

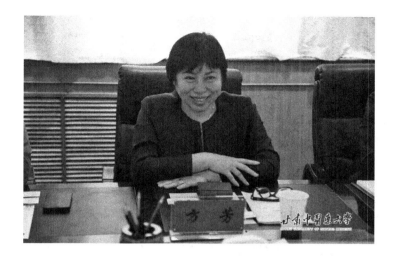

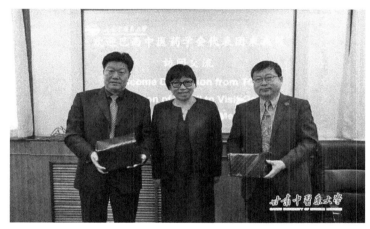

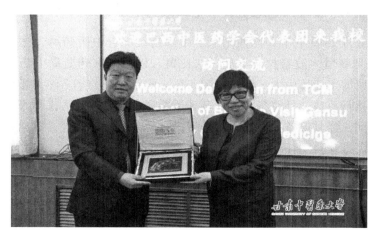

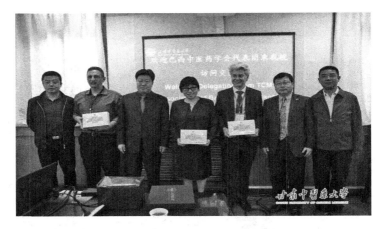

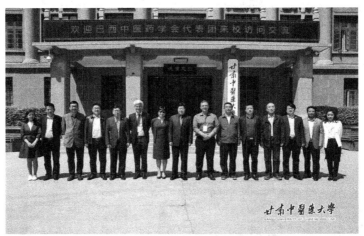

二、2023年巴西代表团来甘肃中医药大学附属医院访问

2023年8月23日下午，巴西国家卫生部传统综合中医药局、巴西国家医保局副司长施列赫塔·波泰拉·卡奥·法比奥，巴西国家药监局中药循证医学专家、公共健康博士亚历山大·阿马拉尔·德·索萨·爱德华多·弗雷德里科与巴西达明集团执行总裁、外籍华人、葡萄牙语翻译方芳一行三人来甘肃中医药大学附属医院访问，经甘肃省卫健委外事处安排，院长谢兴文委托，甘肃中医药大学附属医院针灸推拿科主任周强与对外交流合作部陪同。

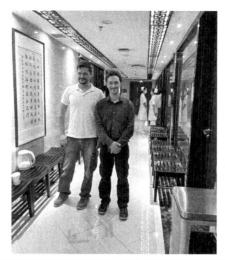

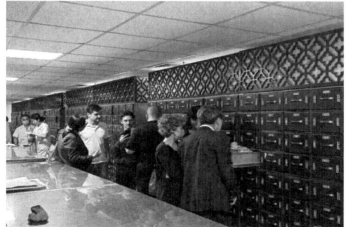

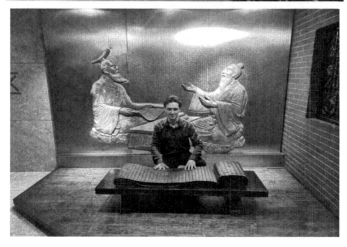

代表团参观了甘肃中医药大学附属医院各临床科室、中药房、西药房、免煎颗粒药房、针灸中心、针灸陈列博物馆、名中医工作站等。方芳表示，中国巴西中医药中心自 2019 年年底建立以来，长期为侨胞进行各种疑难杂症的治疗，疗效显著。中心除了为患者提供疾病的治疗，还开展了医疗保健、教育培训，以促进中医药国际文化的传播。希望通过此次访问，建立密切联络，加强沟通，增进友谊，保持信息互通，为中心及未来多领域合作搭建广阔平台，促进双方合作；同时诚挚邀请甘肃中医药大学附属医院代表访问、考察中国巴西中医药中心。

2023 年 8 月 23 日下午，代表团抵达定西市陇西县中医药产业博览会会场，参加会见活动与欢迎会。

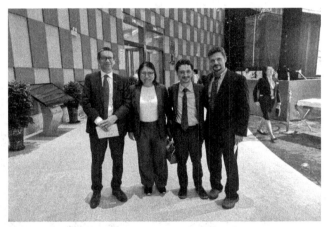

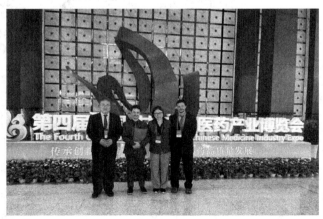

欢迎会后，代表团来到甘肃中医药大学附属医院中医特色诊疗体验展示区，与院长谢兴文、副院长刘俊宏及体验展示区工作人员进行交流，期间，代表团还亲身体验了甘肃中医药大学附属医院中医传统特色疗法，并为疗效"点赞"。

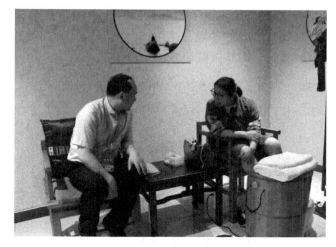

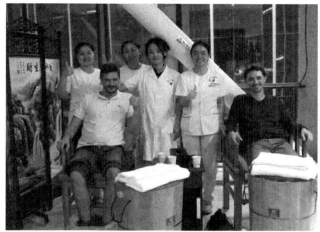

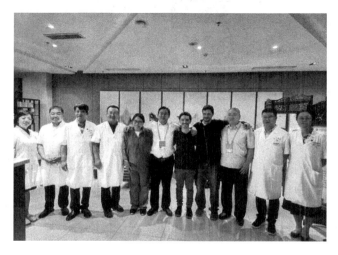

2023年8月24日上午，代表团一行来到中医药产业博览会甘肃中医药展区甘肃中医药大学附属医院展台，参观甘肃中医药大学附属医院展品，谢兴文向代表团介绍了甘肃中医药大学附属医院研发的中药制剂产品。

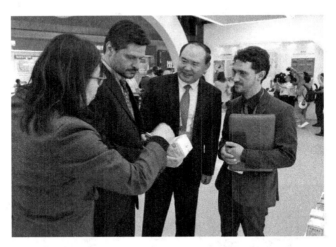

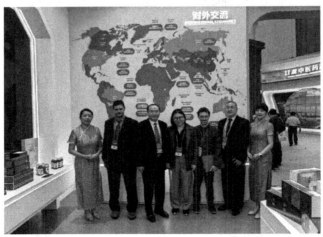

三、2023年中医使者的巴西情缘

从巴西回国已经两年多时间了，甘肃中医药大学附属医院的几位医护人员，还时常回忆起那个美丽、热情的国度，回忆起与巴西同行一起工作的日子。

地处中国西北内陆的甘肃省是中国中药材主产区，也是中医药文化发祥地之一。2019年9月，由巴西达明公司与甘肃中医药大学附属医院联合成立的中国-巴西中医药国际合作基地在巴西圣保罗市成立，甘肃中医药大学附属医院的4名医护人员远渡重洋到巴西执业。

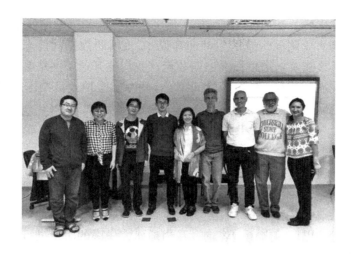

　　刚到巴西，4名医护人员就投入紧张的工作中。"我们在巴西给当地民众看病的时候，主要运用一些针刺、艾灸，还有拔罐、刮痧、推拿这些中医传统治疗方法。"甘肃中医药大学附属医院主任医师文新介绍说。

　　基地投入运行后，不仅为巴西民众带去了专业的中医诊疗服务，还为当地医生和中医爱好者提供了更多学习中医的机会。在交流的过程中，甘肃中医药大学附属医院针灸推拿科主任周强逐渐了解到，巴西当地从事针灸的人比较多，但一些中西医结合的新方法还没有被当地医师完全掌握。

　　为此，他们白天接诊患者，晚上面向巴西本土西医师、中医师开展中医药规范化培训，帮助当地医生更好地把中医和西医这两种医学模式有机结合起来。

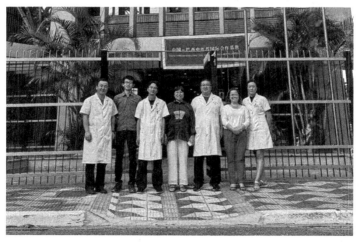

中国–巴西中医药国际合作基地建成之初，部分工作人员在基地前合影

新冠疫情发生后，基地的4位医护人员也积极投入到当地的疫情防控中。

甘肃中医药大学附属医院医生韩迎娣说："疫情防控期间前来中医门诊就诊的病人很多，后来随着新冠疫情在巴西蔓延，我们便开通了网络接诊。"

据了解，在巴西仅仅1年多的时间里，4位中国医护人员接诊患者3000余人次，举办讲座、网络授课40余场，培训学员900余人。

韩迎娣说："我负责的中医妇科这部分课程，总共进行了3轮教学，学员多半是巴西人。"

同时，他们还精选了中医药养生茶方，制作八段锦演示视频，宣传推广中医药文化。

2020年年底，4位医护人员服务期满返回中国。回国后，他们还不时通过网络为曾经接诊过的巴西患者免费咨询，和当地研究中医的医生进行学术交流。

文新告诉记者："在巴西的时间虽然短暂，但是我们感受到了巴西民众对中医的热衷和喜爱。很多巴西医生会提出他们对中医的一些见解和问题，我们大家互相讨论学习。现在他们有对中医不懂的问题还会经常问我，我们也会通过网络进行交流。"

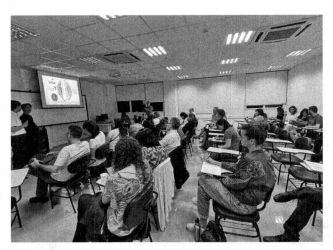

文新（左二）在巴西为当地医生和中医爱好者授课

在韩迎娣的印象中，巴西是一个非常美丽的国度，那里的人也十分热情友好。"即使不认识，在大街上走过去的时候巴西人也会跟你打招呼。如果有机会，我肯定还会再去巴西。"

最近，新一轮医护人员招募已经在甘肃中医药大学附属医院展开。按照计划，2024年6月又将有一批中医使者前往巴西圣保罗市。

"一带一路"倡议提出十年来，甘肃省在泰国、匈牙利、巴西、白俄罗斯等

12个国家建立了16家海外岐黄中医中心、中医学院,诊疗患者8万余人次,义诊10万余人次。

令中医使者们最骄傲和自豪的,是将中医药介绍给更多的外国朋友,并有机会为他们提供优质的中医诊疗服务。

四、中国-巴西中医药国际合作基地

巴西政府推广中国针灸治疗已经有40年的历史。巴西已经在广泛开展和推广与中国相同的传统医学的教育和临床治疗的模式。2018年5月,首期20位巴西中医药工作人员来到甘肃中医药大学附属医院进行2周短期培训,学习中医药理论知识及临床实践技能。同年11月,巴西药监局再次访问中国药监局、药典委、中检院和中科院进行中医药临床调研。经甘肃省卫生健康委及甘肃省商务厅批准,2018年9月甘肃中医药大学附属医院在巴西圣保罗建立的中医药国际合作基地取得执业手续,注册为合法公司,获得巴西政府批文。同时在圣保罗中心街区(常住人口约100万)已租用建筑面积约1400平方米医疗办公用房,并按照巴西相关法律将医疗用房进行粉刷、安装上下水等基础条件建设。采用传统文化风格对中医药基地进行室内外装修。

中国-巴西中医药国际合作基地下设临床医疗部、教学实训部等部门,开展中医临床医疗、中医药人才培养、教育培训、科研合作、文化传播等工作,推动中医药服务贸易在巴西的发展。临床医疗部由甘肃中医药大学附属医院和巴西达明集团共同投资,与巴西国立医科大学合作成立,主要开展中医诊疗服务、中药产品注册、推广等工作。教学实训部的主要职能为与合作单位在国外合作开展中医药文化传播、临床技术推广、科研合作等。委派中医科研教学机构编撰针对国外不同层次学员的教学大纲和课程,在巴西开展中医药讲座、选修课程设置、适宜技术推广等。

基地实施中医药人才、技术、产品和器械等在巴西的准入政策研究,推进中医药应用在巴西的合法化进程;完成中成药共计70种产品的注册;派遣专职师资免费承担巴西合作单位中医药人才的培养工作,通过对南美地区国家中医针灸从业人员(约20万人)和有中医针灸爱好的医务人员(约5万人)的针灸培训,提高当地国家中医针灸从业人员的中医针灸诊疗技术水平,推动中医针灸技术在当地国家的应用广度和深度;加强巴西医务人员来甘肃中医药大药的学历学习;吸引多批巴西医务人员来甘肃短期培训。

在中医药诊疗方面,甘肃中医药大学附属医院负责推荐派遣5位中医师进行临床内科、骨伤、外科、妇科、针灸诊疗工作,主要开展临床中医诊疗、针灸。

基地的培训突出中医药文化和中医药思维模式宣传教育,以针灸学和推拿学

等国际认可的中医学治疗方法为核心教学内容，选派具有丰富教学经验的教师，针对学员中医针灸学习史开展分层次培养教育，开展符合中医药教学和临床规律的国际化教学培训。

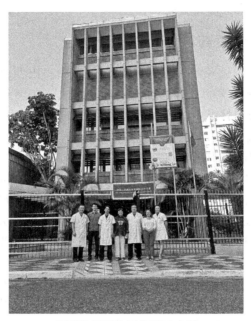

巴西圣保罗中医药基地全景

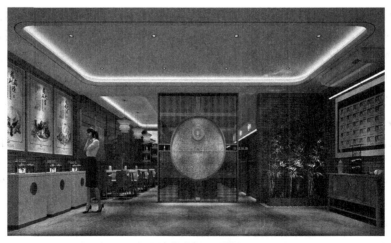

中国-巴西中医药国际合作基地一层大厅

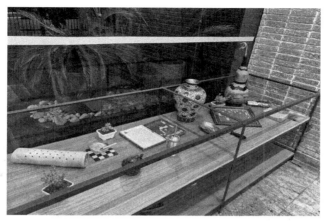

中国–巴西中医药国际合作基地中医药展示柜

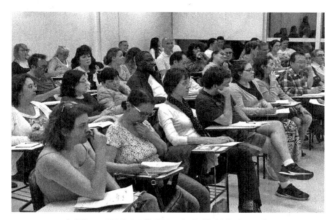

中国–巴西中医药国际合作基地授课现场

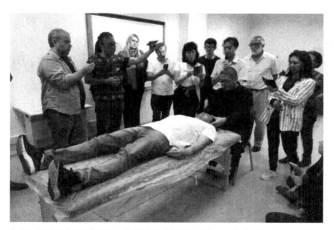

中国–巴西中医药国际合作基地授课现场：头部按摩手泫演示

五、"走出去"的甘肃中医药大学

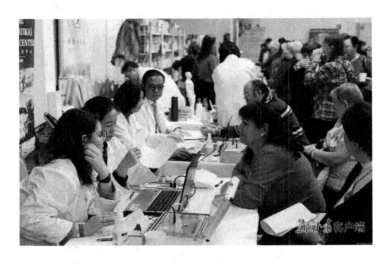

2013年以来，甘肃实施"以文带医、以医带药、以药带商、以商扶贫"发展战略，在匈牙利、巴西、白俄罗斯、吉尔吉斯斯坦、摩尔多瓦、泰国、乌克兰、马达加斯加、巴基斯坦、法国、俄罗斯、新西兰等12个国家建立了16家海外岐黄中医中心、中医学院，诊疗患者8万余人次，义诊10万余人次，加大了中医药文化传播力度，增强了相关国家对中医药的认可和接受度，改善和优化了中医药"走出去"的国际政策环境，推动了甘肃省中医药服务贸易发展和中医药产业"走出去"步伐，为共建"一带一路"做出了积极贡献。

中国—巴西中医药国际合作基地（2018年10月建立）首席执行官方芳表示，对当地中医药发展很有信心，巴西植物种类丰富，中成药来源广泛，中医药治病、保健、教育和临床培训有很大的提升潜力和空间；匈牙利岐黄中医药中心（2016年7月建立）负责人陈震说："在匈牙利，患者对中医药的认可是关键，随着中医药的接受度日益提高，越来越多的当地医生已经运用整体疗法配合中药和针灸为患者治疗，多所医科大学也开设了中医针灸课程。"

此外，甘肃中医药大学、甘肃省中医院、甘肃中医药大学附属医院、中国援马达加斯加医疗队等单位参与了项目建设和执行工作。

第七章　基于层次分析法的中医药与巴西医疗制度政策法规相关壁垒综合评价

第一节　概述

关于中医药与巴西医疗制度政策法规相关壁垒综合评价指标体系是多层次、多分支的，各指标的重要程度及其对评价的影响程度也不尽柜司，因此，在进行评价前首先要对这些指标进行分析，按其重要性确定权重系数，然后再确定综合评价的方法与模型，使整个评价过程科学化、系统化。本章采用层次分析法对中医药与巴西医疗制度政策法规相关壁垒综合评价指标体系各层进行权重的确定。

第二节　层次分析法

层次分析法（Analytic Hierarchy Process，AHP）是一种应用广泛、适用于解决多层次、多准则决策评价的综合性方法，该方法是美国运筹学家匹茨堡大学教授托马斯·萨蒂（T. L. Saaty）于20世纪70年代初，在为美国国防部研究"根据各个工业部门对国家福利的贡献大小而进行电力分配"课题时，应用网络系统理论和多目标综合评价方法，提出的一种层次权重决策分析方法。AHP的基本原理是将被评价对象的各种错综复杂的因素按照相互作用、影响及隶属关系划分成有序的递阶层次结构，根据一定客观现实的主观判断，对相对于上一层次的下一层次中的因素进行两两比较，然后经过数学计算及验验，获得最底层相对于最高层的相对重要性权数。AHP是一种解决多目标的复杂问题的定性与定量相结合的决策分析方法。

该方法将定量分析与定性分析结合起来，用决策者的经验判断各衡量目标能否实现的标准之间的相对重要程度，并合理地给出每个决策方案的每个标准的权数，利用权数求出各方案的优劣次序，比较有效地应用于那些难以用定量方法解决的课题。它体现了决策思维的基本特征：分解、判断、综合，具有系统性、综合性与简便性的特点。

AHP在实际应用过程中，分析问题是关键，如果对问题分析不透彻，对问题的实质理解不深刻，对AHP解决问题的基本步骤不能掌握，则也不能正确地构造递阶层次结构、进行两两比较和计算相对权重，最终得不到满意的决策依据和支持。因此，如果将AHP简单理解为只是排排序而已，而不是一种决策实用方法，那么这只是一种肤浅的认识。在运用层次分析法进行系统分析、设计、决策时，建模大体上可按下面四个步骤进行：

一、分析问题

首先要把问题条理化、层次化，构造出一个有层次的结构模型。在这个模型中，复杂问题被分解，分解后各组成部分称为元素。这些元素又按其属性及关系分成若干组，形成若干层次。上一层次的元素作为准则对下一层次有关元素起支配作用，同时它又受上面层次元素的支配，当然，上一层元素可以支配下层的所有元素，但也可只支配其中部分元素，这种支配关系所形成的层次结构被称为递阶层次结构。划分递阶层结构一般可分为最高层、中间层和最低层。

最高层也称为目标层，此层一般情况只有一个元素，即为该问题要达到的目标；中间层为准则层（也有策略层、约束层、准则层等名称），大多数含有一个或多个因素，其层中元素为实现决策目标所采取的措施、政策、准则等，一般根据问题规模大小和复杂程度，当准则过多时（譬如多于9个，所以一般不多于9个）应进一步分解出子准则层；最低层次也称为方案层或措施层，包括为实现目标可供选择的解决问题的方案。一个典型的层次结构表示如图1所示：

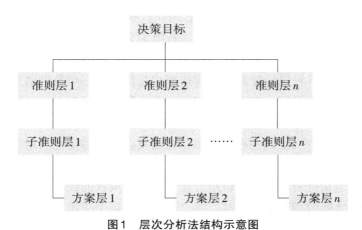

图1　层次分析法结构示意图

最高层：这是最高层次，或称为理想结果层，描述了评价的目的。这一层次中只有一个元素，一般它是分析问题的预定目标或理想结果，因此也称为目标层。

中间层：这一层次为评价准则和影响评价的因素，是对目标层的具体描述和扩展。这一层次中包含了为实现目标所涉及的中间环节，它可以由若干个层次组成，包括所需考虑的准则、子准则，因此也称为准则层。

方案层：这一层次是对评价准则层的细化，实现目标可供选择的各种措施、决策方案等，即对准则层的具体化。

二、构造判断矩阵

在明确问题的基础上，就要弄清所要决策的问题将要涉及的主要因素和次要因素。这里需要注意的是两者兼顾，固然不应疏漏次要因素，也不宜把次要因素考虑过多而主次混淆，反而把主要因素湮没而造成决策的偏颇失实。在建立递阶层次结构以后，上、下层次之间元素的隶属关系就被确定了，但层次中的各准则在目标衡量中所占的权重并不一定相同，确定影响某一因素的诸因子在该因素中所占的比重时，遇到的主要困难是这些比重常常不易定量化。此外，当影响某一因素的因子较多时，直接考虑各因子对该因素有多大程度的影响时，常常会因考虑不周全、顾此失彼而使决策者提出与他实际认为的重要性程度不相一致的数据，甚至有可能提出一组隐含矛盾的数据。通常可分两种情况：①如果 u_1，u_2，$\cdots$，u_n 对 C 的重要性可定量（如货币、质量等），其权重可直接确定。②如果问题复杂，对于 C 的重要性无法直接定量，而只能定性，那么确定权重用两两比较方法。其方法是：对于准则 C，u_1，u_2，$\cdots$，u_n 元素中哪一个更重要，重要的程度如何，通常按 $1\sim9$ 比例标度对重要性程度赋值，如表1所示：对于准则 C，n 个元素之间相对重要性的比较得到一个两两比较判断矩阵。

表1　层次分析法比例标度

标度	两目标相比
1	同样重要
3	稍微重要
5	明显重要
7	强烈重要
9	极端重要
2、4、6、8	介于以上两种相邻的情况
以上各数的倒数	两目标反过来比较

三、权重的确定

构造好判断矩阵后，需要根据判断矩阵计算针对某一准则层各元素的相对权重，并进行一致性检验。虽然在构造判断矩阵 *A* 时，并不要求判断具有传递性和一致性，这是由客观事物的复杂性与人的认识的多样性所决定的。但要求判断矩阵满足大体上的一致性是应该的。如果出现 "*A* 比 *B* 极端重要，*B* 比 *C* 极端重要，而 *C* 又比 *A* 极端重要" 的判断，则显然是违反常识的，一个混乱的经不起推敲的判断矩阵有可能导致决策上的失误。而且上述各种计算排序权重向量（即相对权重向量）的方法，在判断矩阵过于偏离一致性时，其可靠程度也就值得怀疑了，因此需要对判断矩阵 *A* 进行一致性检验。由 λ_{max} 是否等于 n 来检验判断矩阵 *A* 是否为一致矩阵。由于只有当矩阵完全一致时，判断矩阵 *A* 才存在 $\lambda_{max}=n$，而不一致时 $\lambda_{max}>n$ 时，即可用（$\lambda_{max}-n$）这个差值大小来检验一致性的程度，一般用 CI（Consistency Index）这个一致性指标，计算公式如下：

$$CI=\frac{\lambda_{max}-n}{n-1}$$

事实上，矩阵 *A* 的特征根之和等于其积，即 $\lambda_{max}=n$ 表示除 *A* 的最大特征根之外的 $n-1$ 个特征根的总和。因此 CI 指标是求这 $n-1$ 个特征根的平均值。CI 愈小，说明一致性愈大。

四、查找相应的平均一致性（RI）指标

考虑到一致性偏差还有可能是随机原因造成的，必须查找相应 n 的平均随机一致性指标，如表 2 所示，RI 值是这样得到的，用随机方法构造 500 个样本矩阵：是计算机从 1～9 标度的 17 个标度中随机抽样填满 n 阶矩阵的上（下）三角阵中的 $\frac{n(n-1)}{2}$ 个元素，求出 λ_{max}，再代入 $CI=\frac{\lambda_{max}-n}{n-1}$ 中，求出 CI 经过多次重复（500 次以上）求的平均值。求得最大特征根的平均值 λ_{max}，并定义

$$RI=\frac{\lambda_{max}-n}{n-1}$$

表 2   RI 数值表

n	1	2	3	4	5	6	7	8	9
RI	0	0	0.58	0.90	1.12	1.24	1.32	1.41	1.45

五、计算一致性比例 CR

由表 2 显见 RI 与判断矩阵的阶数关系，一般阶数越大，出现一致性随机偏离

的可能性越大。因此，在检验判断矩阵是否具有满意一致性时，必须将一致性指标CI与平均随机一致性指标RI相比较，得出检验数CR，即一致性比例

$$CR=CI/RI$$

CR值的标准：对于一、二阶矩阵，永远满足一致性，所以不必检验。对于三阶以上的判断矩阵，当CR愈小时，判断矩阵的完全一致愈好，其极限值为0；一般认为当CR<0.10时，即要求专家判断的一致性与随机判断的一致性之比小于10%时，认为判断矩阵是可以接受的。反之，当CR≥0.10时，一般认为初步建立的判断矩阵是不能令人满意的，需要重新进行赋值，仔细修正直到检验通过为止。

六、具体计算

层次分析法有两种计算方法：和法和方根法。这里只介绍一种和法。

设判断矩阵为 $A = \begin{cases} \dfrac{A_1}{A_1} & \cdots & \dfrac{A_1}{A_n} \\ \vdots & & \vdots \\ \dfrac{A_n}{A_1} & \cdots & \dfrac{A_n}{A_n} \end{cases}$

1.判断矩阵每一列归一化

$$\bar{a}_{ij} = \frac{a_{ij}}{\sum_{i=1}^{n} a_{ij}} \quad (i, j=1, 2, \cdots, n)$$

2.将每一列经归一化后的矩阵按行相加

$$M_i = \sum_{i=1}^{n} \bar{a}_{ij} \quad (i=1, 2, \cdots, n)$$

3.将向量 $\boldsymbol{M} = (M_1, M_2, \cdots, M_n)$ $(i=1, 2, \cdots, n)$ 归一化

$$W_i = \frac{M_i}{\sum_{i=1}^{n} M_j}$$

得到权重系数。

4.计算判断矩阵最大特征根

$$\lambda_{max} = \sum_{i=1}^{n} \frac{(\boldsymbol{AW})_i}{nW_i}$$

七、进行一致性检验

最后，进行层次总排序及一致性检验。确定各方案的优先次序，即优先级，确定各方案的优先次序可简称为各层单排序，在通过一致性检验的判断矩阵的基

础上就可以求得各因素优先次序的权重。

判断矩阵 A 对应于最大特征值的特征向量，经归一化后即为同一层次相应因素对于上一层次某因素相对重要性的排序权重，这一过程称为层次单排序。

上面得到的是一组元素对其上一层中某元素的权重向量。最终要得到各元素，特别是最低层中各元素对于目标的排序权重，即总排序权重，从而进行方案的选择。对层次总排序也需做一致性检验，检验仍像层次总排序那样由高层到低层逐层进行。这是因为虽然各层次均已经过层次单排序的一致性检验，各成对比较判断矩阵都已具有较为满意的一致性，但当综合考察时，各层次的非一致性仍有可能积累起来，引起最终分析结果较严重的非一致性。总排序权重要自上而下地将单准则下的权重进行合成，并逐层进行总的判断一致性检验。

第三节　模糊综合评价法

模糊综合评价的基本模型如下：

设综合评价因素的集合为 $U=\{u_1, u_2, \cdots, u_n\}$

评语的集合为 $V=\{v_1, v_2, \cdots, v_i\}$

则因素集和评语集的模糊关系可用评价矩阵

$\underset{\sim}{R}=(r_{ij})_{m \times n}$

$\underset{\sim i}{R}=(r_{i1}, r_{i2}, \cdots, r_{in})$ 是第 i 个 u_i 单因素的单因素评判，是 V 上的模糊子集。

其中 $r_{ij}=\mu \underset{\sim}{R}(u_i, v_j)$

表示从因素 u_i 着眼该事物能评为 v_j 的隶属度，亦即 r_{ij} 为因素 u_i 的评价体系对等级 v_j 的隶属度，因此 R 中的第 i 行，设因素集合 U 上的因素模糊子集为

$$A=\sum_{i=1}^{m} \frac{a_i}{V_i} \qquad 0 \leqslant a_i \leqslant 1$$

其中 a_i 为 u_i 对 A 的隶属度，它就是对单因素 u_i 在总评定中所起作用大小的度量，也在一定程度上代表单因素 u_i 评定等级的能力。

设评语集合上的等级模糊子集为

$$B=\sum_{i=1}^{m} \frac{b_i}{V_i} \qquad 0 \leqslant b_j \leqslant 1$$

其中 b_i 为等级 v_i 对综合评判所得子集 B 的隶属度，亦即综合评判的结果。模糊子集 A 和 B 可简化为模糊向量

$$A= \left(a_1, \ a_2, \ \cdots, \ a_m \right)$$

$$B= \left(b_1, \ b_2, \ \cdots, \ b_n \right)$$

当模糊向量 A 和模糊关系矩阵 B 为已知时，综合评判的结果 B 为 A 与 B 的复合。这种广义模糊运算原则有多种，综合评判的结果得到一个模糊综合评判，在具体运用时也可以是多级评判，对评判的结果向量也可以做进一步处理。

第四节　层析分析–模糊综合评价

一、建立评价专家组

为了能准确地反映专家的意见，专家组一般由本领域专家、高层管理人员和用户组成。专家组组成后，根据实际需要确定评语集。按照从高到低的顺序将企业竞争情报能力划分 i 个等级：1级最高，2级次之⋯⋯并分别以 v_1, v_2, ⋯表示，则其评估集为

$$V= \left(v_1, v_2, \cdots, v_i \right)$$

二、运用层次分析法确定权重

第一，明确需要决策的问题，确定决策的目标和目的，并建立层次结构，将决策问题分解为多个层次，包括目标层、准则层和方案层。

第二，对每个层次中的元素进行两两比较，以确定它们的相对重要性，比较时可以采用"较重要""同等重要""稍微重要"等语言描述，也可以采用数值尺度进行比较。根据两两比较的结果，构建一个判断矩阵，并在明确问题的基础上，弄清所要决策的问题将要涉及的主要因素和次要因素。

第三，计算权重向量，对判断矩阵进行归一化处理，得到每个元素的权重向量，可以采用特征值法或最大特征向量法进行计算；并对判断矩阵进行一致性检验，确保权重向量的合理性和可靠性。如果一致性检验不通过，则需要重新调整判断矩阵中的元素。

第四，利用各层次的权重向量进行综合评估和决策，得到每个方案的总权重，这个总权重表示每个方案相对于目标的重要性，总权重高的方案被认为是最佳方案。

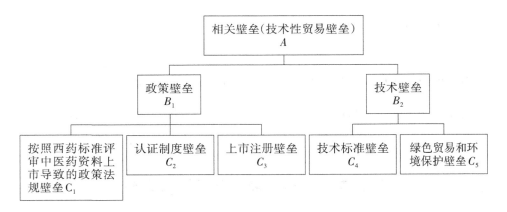

三、确定指标的隶属度

评价结果用隶属度矩阵 R 表示

$$R=(r_{ij})m \times n$$

式中，r_{ij} 表示在第 i 个评价指标上，对它作出第 j 等级评定的人数占全部专家组人数的百分比，即

$$r_{ij}=\frac{d_{ij}}{D}$$

式中，d_{ij} 表示在第 i 个评价指标上，对它作出第 j 等级评定的人数，D 表示全部专家组人数。

四、计算评价值

在隶属度矩阵 R 获得后，可以计算企业竞争情报能力的综合评价向量 S，为了在综合评价中能适当兼顾各因素并保留单因素评价中的全部信息，可以采用综合评判的加权平均型获得较好的效果，即 $S=W_c^a R$，式中，W_c^a 为方案层指标 c 对目标层 A 的综合权重。若对评语计量化，则综合评价值 $P=V \times ST$。

由上式计算得出的评价值量化地表示了中医药与巴西医疗制度政策法规相关壁垒的等级值，从而可以实现对中医药与巴西医疗制度政策法规相关壁垒的综合评价。

五、评价实施

巴西对中医的学历认证、执业许可无统一标准以及文化差异导致中医药在巴西发展的壁垒呈现多样性、复杂性、长期性和隐蔽性的特点，这也成为我国中医药产业国际化进程中必须应对的一个问题。

本章采用模糊综合评判法对中巴中医药贸易壁垒进行实证研究。首先采取层次分析法确定体系三个层级的权重；然后采用专家评价打分法，对体系的准则层指标进行综合打分，得到准则层指标模糊矩阵，从而可以得到首层综合评价向量以便于分析。

先建立子准则层对 B 的判断矩阵 C，采取层分析法计算各级权重；将调查问卷统计分析后，得到如下判断矩阵，并计算相应的权重。

第五节　研究结论

从目前我国与巴西中医药国际贸易的现状可以看出，对于中药贸易采用的技术法规、技术指标、合格评定程序、卫生检疫措施、包装和标签要求、环境标准制度等具体技术壁垒措施，巴西有很多技术性贸易壁垒措施；对中国中医药大学的毕业资格文凭、中医师资格不予承认，开业权存在工作签证的壁垒。对于上述中医药国际贸易的技术性贸易壁垒，可以从中药注册和中医的市场准入两个方面来应对。

在中药注册方面，针对巴西的现状，可采取的措施就是要加强中国与巴西药典委员会的交流与合作，推动更多的中药标准进入巴西药典之中；其次，就是推动巴西建立有别于西药的传统医药注册管理制度，对传统医药进行分类管理，减少技术性贸易壁垒，争取对中国药典已收录的草药制品采取备案检验制度；最后，就是要善于借助世界贸易组织（World Trade Organization，WTO）的谈判机制、纠纷解决机制和贸易政策审议机制，对中药国际贸易的具体技术性贸易措施进行谈判和审议，减少诸如合格评定程序、动植物卫生检疫和环境标准制度等技术性贸易壁垒措施实施对中药国际贸易带来的阻碍。

在中医资格认可和市场准入方面，加强中医的国际标准的制定和推广，争取在国际组织如国际标准化组织（International Organization for Standardization，ISO）认可中医服务标准，从而进一步推动在世界贸易组织有关服务贸易的市场准入的双边和多边谈判中采纳由中国主导制定的中医服务国际标准，以此来削减中医国际服务贸易的市场准入壁垒。其次，推动中医药教育的本土化发展，取得当地教育部门认可，促进中医人才本土化培养，然后由本土化中医人才推动本国立法，组建中医药学会推动中医资格认可和学历承认，以此来减少中医服务的技术性贸易壁垒。

从中药国际贸易产品结构来看，巴西对中国原料性中药出口需求加大，依赖性较强。目前的中药以植物提取物为主的出口贸易结构，从长远看，不利于中医药在巴西的发展。我们应加大中成药的注册和出口，加强中成药出口技术性贸易措施的应对，这样一方面可以减轻我国环境压力，另一方面可以改善中药出口贸易结构，提升中药出口效益，提升中医药国际发展能力。

以上对策与建议需要我国相关政府部门的大力支持和通力配合，才能产生实效，国际标准的制定和推广使用并在国际谈判中被采纳也是一个长期奋斗的过程，需要我们不断努力才能实现。

第六节　研究中存在的不足

一、因子选择不尽全面

中医药与巴西医疗制度政策法规相关壁垒影响因素综合评价，涉及内容广泛，不同学科领域的研究者先后提出了众多的条件。本次研究中，主要根据仅有不多的文献研究者的观点，以及研究者本人的认识，从中选取了一部分作为评价的因子。因子的选择可能不尽全面和科学。

二、因子分解不够细化

考虑到研究的工作量，本研究中的部分因子的分解还不够细化。比如，评价因子层中的中医药管理体制不健全、中医药产品质量欠佳、技术落后与企业管理不完善、文化背景及体系差异、行业环境恶化以及国际市场环境恶化等因子还可进一步分解。期望在后续研究中对此进行完善。

三、专家意见征询方法趋于简单化

为了确保各层次判断矩阵的科学性、可靠性，本研究通过专家意见征询法来获取"两两相比"的分值，但由于时间问题，一方面，邀请到的专家人员有限；另一方面，未能按照德尔菲法进行多轮专家意见征询，仅在一次意见征询后即按各项算术平均值建立各层次的判断矩阵，对最终结果的可靠性会产生一定的影响。

第八章　基于SWOT法的中医药与巴西医疗制度及政策法规相关壁垒的战略构想

第一节　SWOT分析法概述

SWOT分析法简单来说是指基于内、外部竞争环境和竞争条件下的态势分析，就是将与研究对象密切相关的各种主要内部优势、劣势和外部的机会和威胁等，通过调查列举出来，并依照矩阵形式排列，然后用系统分析的思想，把各种因素相互匹配起来加以分析，从中得出一系列相应的结论，而这些结论通常带有一定的决策性。运用这种方式，可以对研究对象所处的情景进行全面、系统、准确的研究，从而根据研究结果制定相应的发展战略、计划以及对策等。

表8-1　中医药与巴西医疗制度政策法规相关壁垒SWOT分析

外部环境因素	内部环境因素	
	优势（S） 1.资源和市场优势 2.我国药品具有物美价廉的价位优势	劣势（W） 1.我国中医药国际注册问题 2.中巴医药法规交流不畅的影响
机会（O） 1.巴西民众对中医药的认同 2.在巴西进行临床试验的成本低	SO策略： 充分利用巴西人民对中医药的好感，把握好资源和市场优势	WO策略： 着力解决我国中医药国际注册问题，保证中药产品走出国门
威胁（T） 1.欧洲及世界范围药品的挑战 2.伪劣产品的极大影响	ST策略： 保证我国中医药产品的质量和品牌	WT策略： 全力应对中药在国际市场上的劣势，扬长避短

巴西位于南美洲东南部，面积为851.49万平方公里，是拉丁美洲面积最大的国家，为世界第五。巴西的进口：药用和药品在2022年达6,799,368.033千美元，相较于2021年的8,097,309.043千美元有所下降。巴西进口1995年至2022年期间平均值为2,376,255.581千美元。该数据的历史最高值出现于2021年，达8,097,309.043千美元，而历史最低值则出现于1995年，为581,581.248千美元。

第二节　中医药在巴西发展优势分析

中医药自身的理论优势中，中医药是在认识生命、防治疾病与养生保健活动中独创、运用、传承和发展的医药学体系，具有独特的理论优势。一是整体观念。中医药不仅认为人体是一个有机整体，而且认为人体与自然、社会环境也是一个有机整体。人体的健康生命活动是机体在内、外环境的作用下，由于多种因素相互作用维持的一种动态平衡状态。一旦人体自身的稳态或其与自然、社会环境的协调状态被破坏则标志着疾病的发生。由此可知，在中医药的认知中，不是单纯地、孤立地在治"病"，而是将"病人"看作自然社会中整体的一部分。在防治疾病、维护机体健康方面，中医药不仅重视人体自身，而且着眼于自然与社会环境对人体的影响。可见，中医药学早在几千年前便从宏观角度勾画出了现代医学模式的全部框架。二是辨证论治。中医药认为人体的功能状态是机体对内、外环境作用的综合反应，掌握人体的功能状态就可以有效掌握人体生命活动的变化规律。基于此，中医药学者以司外揣内理念通过四诊合参收集病患资料，辨清疾病病因、病性、病位及发展趋势变化，在此基础上确立相应治则和处方遣药，作为临床诊疗依据。该理论的独特在于一人一法一方，真正实现个体化诊疗。

中医药的疗法优势中，中医药传承发展数千年，具有独特、丰富和灵活的诊疗方法。药物疗法以中药方剂最常用，方剂的有效成分多，可以通过多途径的整合调节作用，应用于病变复杂、种群多样的人体。非药物疗法包括针灸、推拿、拔罐、刮痧、中药熏蒸及药浴、中药透药等方法。这些中医药诊疗方法一是具有药取自然、副作用小、简便易得、融入生活等优势，患者可以坚持长期治疗，从而保证病情治疗的连续性与有效性；二是中医药具有独特的治未病优势，中医药治病重在"未病先防、既病防变"，对一些亚健康状态调理及慢性疾病、恶性疾病的患者有明显的优势。

随着中国"一带一路"倡议的推行，中医药作为中华民族五千年传统文化的瑰宝，在国际社会传播，提高各国人民对中医药的关注与认知。自2013年"一带一路"倡议启动以来，中国一直试图让巴西加入，但巴西外交部门因担心踏入陷阱而保持着抵制的态度。但从那时起，"一带一路"已成功推进到整个南美洲。目前只有巴西和哥伦比亚尚未加入，巴拉圭也在加入名单之外，因为它与中国没有建立外交关系。在欧盟，该倡议已经赢得了葡萄牙、希腊和意大利的支持。但并非所有国家都获得了预期的投资。巴西作为南美洲国土面积最大的发展中国家，故将巴西中医药发展作为研究对象，剖析中医药国家发展过程中存在的问题，探讨相应的对策，为中医药在南美国家乃至国际社会更好地发展和传播提供相应思路。

中巴两国医药方面交流对话有着悠久的历史。特殊的地理位置、地理条件及文化交流奠定了两国加强合作的可能性和必要性。对在巴西开展中医药教育具有深远的历史意义和战略意义。中医药（尤其针灸、药品研究）在巴西有悠久的应用历史，民众的认知和教育程度较高。近几年，针灸、推拿疗法被有效地应用于巴西几乎所有临床医学领域、预防医学领域、临床康复领域以及健康管理领域、救灾领域、体育领域和航天教学中。

巴西政府重视与中国政府开展有关中医药的交流与科研合作，尤其近年来在中医药相关领域的互访、交流与科研工作处于上升趋势，且处于相对较高的水平。越来越多的巴西民众开始认识和接受中医药，巴西政府也在积极推动中医药的立法和规范化管理，以促进中医药在巴西的发展。因此，许多医学院的学生愿意进行系统的中医药学习和从事传统医学的诊疗。

中医本身的优势决定了其会在巴西有一定的发展和生存空间。近年来，由于巴西等国家重视针灸、中草药的优良传统，中医药在巴西有着较为广阔的市场。中医药"简、便、验、康"，在缓解人民群众看病就医困难、抑制医药卫生费用过快上涨、减轻人民群众就医负担方面发挥了作用。在慢性病的治疗方面，中医相对西医可以减轻症状及减小发病的次数，同时中医药主要使用天然物质，经过炮制后制成中药，相对于西药副作用较小。

第三节　中医药产品出口面临的困难与挑战

巴西民众和政府一道，关心中医、了解中医和中医文化。中医药方面的合作交流将助推两国合作更加"民心相通"。然而，在面对机遇的同时，也面临严峻的挑战。这主要有以下几个方面的原因：

一、中药缺乏能被国际公认的质量控制标准，中药注册进展缓慢

尽管世界上有90多个国家制定了植物药注册标准，但整体而言，主要还是参照西药标准制定的。实践证明，中药的质量控制、生产工艺、药理毒理、临床评价和产品注册等不能仿照现代西药。然而，具有中医药特点、被国际社会普遍认同的标准规范尚未建立。中药质量标准研究滞后，缺乏相关的中药质量控制标准规范体系，尤其是中药重金属和农药残留及微生物含量超标已成为中药走出国门的一个主要障碍。

二、药材种植、采收、加工不规范，中药材质量缺乏保证

药农种植中药材非常不规范，为了追求经济效益，采取不规范的做法影响了中药的质量。由于野生资源破坏严重，可以利用的资源数量减少，一些濒危动植物的使用又受到国际自然保护组织的关注，因此，人工栽培就成为中药材生产的主要方式。但中药材的种植、采收、加工过程不规范，直接导致了中药材质量的下降；不顾本地自然环境条件，盲目引种中药材或者选用的种子质量下降、种性退化，导致药材品质下降甚至不堪药用；药农追求短期效益严重，不考虑生长期对有效成分含量的影响，在中药材尚未进入采收期提前采摘，严重影响了中药的内在质量。

三、个别名人怀疑中医药

近代以来，一些具有影响力的人物对中医药持怀疑态度。例如，孙中山先生曾将中医视为是一种没有科学根据的迷信行为，并在公众场合说出"余平生有癖，不服中药"等话语。鲁迅先生在《〈呐喊〉自序》中将中医比作是"一种有意或无意的骗子"，并在《〈坟〉从胡须说到牙齿》中说到"即使有人说中医怎样可靠，单方怎样灵，我还都不信"。李敖先生曾发表废除中医的文章《修改"医师法"与废止中医》，否认中医的"医学性"，将中医标榜为"巫医"。中国科学院院士何祚庥支持取缔中医，他认同大部分取缔中医的言论，还提出只有不懂科学、知识匮乏的人才会在生病之时看中医。知名作家方舟子在采访中提出："中医是一个包含了哲学、玄学、迷信、民间医术和巫术的大杂烩，如果有人非要说这种东西是科学，那就是伪科学。"许多民众由于缺乏中医药理论知识、缺乏对中医药思维方法的探索精神，就会容易屈服于名人标准、权威标准、趋众心理，便自觉或不自觉地认为中医是迷信的，是不可靠的。但检验真理的只有一个标准，那就是社会实践，任何理论对与错，或存在与不存在，或科学与不科学，都要不断被实践来检验才能了解。如果要真正去评判某个现象或某种事物，应该全面去学习它的文化与理论知识，深入了解后再去做出评价。而历经几千年的、丰富临床实践经验才逐渐形成并完善的、独特的中医思维方式和中医药理论体系，对于某些特定疾病的临床疗效确确实实可侦可查。因此，中医药发展需要克服人民群众对中医药理论的认识盲区，全面普及中华传统文化的学习以及开展中医药常识课程，提高中医药的知名度和认识度。

四、伪科学对中医药学的毒害

中华人民共和国成立以来，政府为中医药的建设投入了大量的人力、物力、

财力，不管是政策方针还是法律法规都给予了中医药发展的广阔空间。但是，正是在中医药发展有着大好前程的今天，各式各样的伪科学却有如一股潜藏的暗流在逐渐渗透、侵蚀、瓦解着中医药的机体。中医药中的伪科学活动表现形式可分为三种类型：学术型、巫术型与医术型。以学术型形式出现的这类人通常文化水平较高，主要表现为使用新的概念、新的名词来取缔原有的理念和词组，以新发现、新创造来争取社会噱头为目的；以巫术型形式出现的这类人通常较为神秘，主要表现为以生涩难懂、神秘莫测的未知领域知识无中生有、装腔作势、肆意糊弄群众，打着中医的旗号做着封建迷信的事情；以医术型形式出现的这类人通常较为直接且低级，主要表现为以祖传秘方、民间经验作为自身资本，大肆宣扬其拥有某方或某药或某法对于某种疑难绝症有着奇效，然而可能连什么是中医的"辨证论治"都不知道。假冒伪劣"产品"层出不穷，普通民众分不清中医药中的伪科学，则不仅是民众深受其害，而且中医药学的形象和声誉也必将遭受到严重损害。

五、中医药人才专业素质良莠不齐

医疗服务的核心是高水平的医学专家，中医服务同样需要以高水平的中医师为核心。低质量的医疗服务很难吸引患者就诊，如此便形成遏制中医机构长期健康发展的恶性循环。因此，培养高水平的中医师成为目前中医药事业发展的核心。新中国成立以后，传统的中医世家教育、师承教育模式逐渐被中医药院校教育制度所挤压，后逐渐转变为以中医药院校教育模式为主。在血缘基础上传承的世家教育虽然保证了医技的百分百地传授，但受用范围狭小；经名师指点传授医技的师承教育注重临床实践和培养中医辨证思维，且能因材施教，在中医药人才培养中有独特的优势，但由于师承教育培养人数少，且缺乏统一的操作规范和标准，培养质量难以保证；中医药院校教育是现在主流传承中医药的模式，能培养大量规范化、标准化的人才，使得教育格局多元化、多层次化。但院校教育课程安排中医经典课程较少，培养出的学生中医特色不足；跟师机会较少，中医辨证思维不够；先进行理论学习再临床实践的教育模式，使得临床实践效果大打折扣。从大学才开始接受中医药相关专业教育的学生自身并不一定都能意识到认真学习中医的重要性，且学生真正用于学习中医的时间不长。同时，由于开设的课程缺乏一定的深度和实用性，更偏向于理论，学生动手能力不强，创新性不够。

六、中医自身的局限性

中医药难以量化主要包括两点：一是症状难以量化；二是中药难以量化。

（一）症状难以量化

"症状量化"主要指对临床上出现的各种症状进行等级描述，并对等级进行赋分。但中医药领域症状量化还存在着巨大挑战。首先，中医症状量化等级标准不一致。各地知名老专家研制的症状条目其主观思想占比较大，缺乏临床客观参考指标和标准，导致等级分类不一致，如在不同的专著或书籍中，同一个症状的严重程度划分不同，即使等级分类一致，其等级具体内容的描述语言亦存在出入，缺乏可操作性。其次，中医症状量化等级分值不一致。由于国际认可的需要和西医对症状量化的高度完善，中医药效仿西医量化方法赋予症状等级分值以制定相关量表来评价疗效。但不同学者对症状等级分值也不一致，或者同一份症状等级表对不同症状的分值不一致，或者主症、次症分值无差别则会导致不同研究结果间缺乏可比性。

（二）中药难以量化

和西药的量化关系研究相比，中医方药量化研究是一个巨大的难题，不仅要研究科学层面的剂量阈，还必须研究哲学和艺术层面的随证施量；不仅涉及现有的医疗规范、药典法律，也涉及传统的用药习惯。每一味中药均有各自的有效成分，中药复方的有效成分则更多，其量效关系较成分明确的西药必然更加复杂。中药量化的难度有多个方面：从医生角度而言，由于用药经验的不同，每个医生的组方遣药亦不同，即使是同一个病人同一个疾病，每个医生所开具在处方笺上的药量也不尽相同，且整个药方的剂量、药物之间的配伍、开具的服用量亦然；从中药到熬制过程角度，面对同一张处方笺，药房的工具或人工误差也会或多或少地影响到实际药量，且煎煮的时长、火力的大小亦影响其有效成分的含量等。

七、中药新药研发难

中药新药创新研发是促进中医药产业发展的重要动力。近年来获批上市的中药新药数量较少，导致业界对中药新药的研发热情不高，中医药产业发展受到明显限制。此外，由于长期缺乏统一的思路引领，中药新药创新一直呈现低水平重复现象或是上游的基础研究成果成药性不强，不能很好地向下游转化，导致中药新药产出率低。同时，新药注册要求日趋严格，中药新药注册上市的品种甚或出现断层，已经严重影响中药新药的临床应用和中医药产业的发展。

第四节 中医药在巴西的发展前景

2009年国务院发布《关于扶持和促进中医药事业发展的若干意见》，将中医药定位于具有独特魅力的医学科学和中国优秀的传统文化，确立了"发展中医药"的重要地位。随后，2015年的《中医药健康服务发展规划纲要（2015—2020）》直接将中医药产业的发展摆在国家经济、社会发展的战略地位。2020年7月，国务院办公厅印发的《深化医药卫生体制改革2020年下半年重点工作任务》明确提出"促进中医药振兴发展"。一是大力推广中西医结合医疗模式，并将其纳入绩效考核；二是推进中医经典病房的建设，提高中医医院的诊疗能力；三是促进县市级中医医疗机构全面普及。2022年11月，国家卫生健康委员会、国家中医药管理局、国家疾病预防控制局联合印发《"十四五"全民健康信息化规划》，提出优化升级中医馆健康信息平台，扩大联通范围，推进与基层医疗卫生机构信息系统集成应用，深化数字中医药体系，鼓励地方加强中医医院信息化建设，加快信息基础设施提档升级，推动构建以中医电子病历、电子处方等为重点的基础数据库，推动一体化共享、一站式结算等数字化便民服务，鼓励医疗机构研发应用名老中医传承、智能辅助诊疗系统等具有中医药特色的信息系统。近年来，根据中共中央、国务院《关于促进中医药传承创新发展的意见》，各地方政府积极制定多项相应举措：一是推动实施《中医药法》；二是斥资推动中医药发展，从省市级中医专科基地、基层中医馆建设到中青年人才培养计划等；三是加强中医药服务体系建设，积极推进中医医联体，重视中医康复、养生保健服务等的发展；四是从中药材和中医药产业链两个角度强调质量提升；五是重视中医药专业人才素质教育，如各大中医院校扩招中医专业的本科生、研究生和全国名医传承工作室建设等；六是健全中医药使用的规章和制度，如将中医优势病种纳入按病种收付费改革范围，针灸、推拿、药浴等诊疗技术纳入基本医疗保险支付范围等；七是实现中药全过程信息化追溯，如对产品最小销售单元进行赋码，实现中药饮片和鲜切药材从种植、采收、加工、生产到仓储、销售的全过程信息化追溯。

民众认可中医药的疗效，在新冠疫情来临之时，中医药迎难而上，并取得较好的成绩。从中医药正式进入《新型冠状病毒感染的肺炎诊疗方案》（试行第3版）到对治疗新冠肺炎有明显疗效的"三药三方"（三药：金花清感颗粒、连花清瘟胶囊、血必净注射液；三方：清肺排毒汤、化湿败毒方、宣肺败毒方）；从方舱医院医护组织患者训练的八段锦、太极拳到中医药治疗能改善轻症患者症状、缩短疗程、促进痊愈，防止病情往重症、危重症发展。经此一"疫"，中医药受到了广大民众的关注和认可。

中医药在海外日益受到关注。目前，中医药海外传播也日渐强盛。在以丝路精神为指引的"一带一路"建设下，中医药国际化发展迎来了曙光，中医药成为中国与"一带一路"沿线各国共同增进健康福祉的重要载体。2019年年末，新冠疫情暴发以来，中医药发挥了举足轻重的作用，中医药治疗的疗效在国内、外均已经获得积极反响。参加武汉抗疫的中国中医科学院院长黄璐琦指出，疗效就是中医药的生命力。德国病毒学家奇纳特尔表示："中医药在防止病毒吸附细胞、病毒复制等方面有明显效果。"疫情肆虐全球之际，中医药独特的传统医学优势不仅为全球抗疫提供了重要的参考经验，也在一定程度上提升了中医药的国际知名度。以"扁鹊故里·康养济南——后疫情时代的中医互联网大健康事业产业发展"为主题的第二届世界中医药互联网产业大会在 2020 年 10 月召开，全球 300 多位中医药行业领导、医疗卫生领域专家以及 200 多位产业界代表同步参会，将世界中药（材）互联网交易中心、世界中药（材）质量鉴定中心两个世界级的中心落地于济南，进一步推动了中医药产业在全世界的发展，加快了中医药融入世界医药体系的步伐。推进中医药"全球化"，一方面能够补充和完善国际主流医学体系，造福人类健康；另一方面能够使中医药进入国际市场，有利于中医药的长足发展，更为弘扬中华文化拓展重要途径。2022 年 11 月，第十九届世界中医药大会在巴西圣保罗召开，有 400 余名专家学者在巴西现场参加会议，全球 60 余个国家和地区的 350 多万人次在线观看大会直播。大会还分别在北京、圣保罗举办了 11 个线上线下学术专场。大会明确要使国内具有临床优势的中药走出国门，不断推进全球中医药领域交流合作，为增进世界人民健康福祉、助力构建人类卫生健康共同体贡献中医药力量。

随着巴西经济不断发展，对中医药的需求必然大幅增加。这一点类似于发达国家中医发展的过程，在美国、英国、德国、法国等涌现出大量中医医疗机构、教学机构及其中医药合法化进程都是近 30 年的事情。巴西在资源、技术及工业基础、能源等方面有着绝对的优势，经济复苏的速度很快。近年来巴西政府也开始注意中医药品的进口和中医药在当地的发展。

针对中药、中药保健品市场曾出现的假冒伪劣产品现象，国立新西伯利亚医学院、西伯利亚联邦保健品中心、新西伯利亚州专卖服务联邦管理局、新西伯利亚内务总局等联合成立了食品添加剂和特种营养品监管委员会，并在 2005 年 6 月在北京设立了办事处，以加强对中药制品的监督和管理。另外，中巴两国政府鼓励医药卫生科研机构交流与合作。近年来两国卫生交流增多，互信加深，重要的合作内容之一正是传统医药，其中包括在两国联合举办各种方式的医学研讨会及设立各级各类的中西医科研项目等。

随着中巴双边友好关系发展，中医药保健逐渐走进巴西人的生活。针灸、推拿等中医治疗方式已在当地具有较高的认可度，针灸和耳针治疗还被纳入巴西国家医保体系。巴西前总统卢拉、罗塞夫等都接受过正规中医治疗。在名人效应带动下，越来越多的巴西民众体验中医、认可中医，像卡洛斯这样的中医"粉丝"

越来越多。在这样的背景下，越来越多的正规中医药保健诊所在巴西出现。

巴西卫生部卫生促进专员戈麦斯曾表示，中国传统医药学历史悠久、内容丰富，可以为巴西民众提供更优质的日常保健。卡洛斯也表示，中医寻求的是个人自身机体平衡的理念，相信中医这种保健方式能够得到越来越多巴西民众的认可。

中医和全世界其他的传统医学、顺势疗法一起，在国外发达国家被称为补充医学和替代医学，相对于主流的现代医学而言，处于弱势地位，一般作为安慰剂用。全世界其他地方，目前澳大利亚和奥地利给中医师发行医执照。东亚地区的中医补充医学、替代医学比较发达，中国大陆最繁盛，日本、韩国、中国台湾地区虽然也有中医，但是占比非常少，并且都不是主流医学体系。

随着中医药产品的宣传和推广、中医教育和培训水平的提高，海外越来越多的国家认可中医，中医在海外的分量也在逐渐增加，特别是防控疫情期间，中医更是在海外得到了前所未有的发展。

第五节　中巴贸易发展进程中的问题及对策

一、2015 年以来中国对巴西整体贸易情况

2009 年—2021 年期间，巴西与中国的贸易呈现波动上升的特点，2015 年之后，中巴贸易快速增长，尤其是巴西对中国的出口增速较快，2021 年巴西对中国出口 890.42 亿美元；进口方面，增速相对较慢，2021 年进口额为 539.67 亿美元，贸易顺差扩大。到 2022 年，中巴贸易额为 1714.9 亿美元，同比增长 4.9%，其中中方出口额为 619.7 亿美元，同比增长 15.7%，进口额为 1095.2 亿美元，同比下降 0.4%。

二、2022 年巴西对中国分产业贸易情况分析

巴西经济中心主要集中于南部以及东南部地区，而农业的发展则主要集中于中西部地区。2000 年以来，巴西经济迅速发展，到 2011 年左右达到顶峰。2011 年之后，国民生产总值出现回落，整体来看呈现波动发展的态势，其贸易额的变化与经济发展趋势基本相同。巴西主要出口产品集中为矿产品、植物产品以及食品类，进口产品主要包括机器、化学工业产品等。近些年来，巴西与中国的贸易不断增加，中国成为巴西的重要贸易伙伴，2021 年出口额为 880.55 亿美元，占比接近 50%。两国之间的贸易总额巨大，对于两国的经济增长都起到了重要推动

作用。中国对巴西的进口需求主要涵盖了大豆、铁矿石、石油等资源产品，而巴西从中国进口了大量的消费品、电子产品和机械设备。截至 2022 年，巴中贸易额连续 5 年突破 1000 亿美元，中国连续 14 年成为巴西最大的贸易伙伴，也是巴西重要直接投资来源国，合作涉及制造业、能源、农业及基础设施等广泛领域。

三、中巴贸易存在的问题

（一）贸易摩擦与贸易壁垒

据统计，自 1989 年 12 月巴西对我国产品发起第一次反倾销调查以来，截至 2005 年年底共对我国产品发起了 21 起反倾销调查，涉及机电、五金化工、轻工、纺织、食品等十几种商品。另外，2008 年，巴西对中国新发起 8 起反倾销调查，涉及机动小客车用橡胶轮胎、聚丙烯高分子薄膜等商品。其贸易救济措施主要包括反倾销措施、保障措施和特别保障措施。而根据 WTO 的统计，在 1980—2006 年期间，巴西对中国采取的反倾销案件数量达到 31 起，占整个发展中国家对华反倾销案件数量的 9%。以上统计显示，巴西不仅是拉美国家中而且是发展中国家中对我国产品采取反倾销措施最频繁的国家之一。

（二）在中巴贸易中巴西长期处于逆差地位

长期以来，世界各国之间的经济贸易合作主要表现为商品贸易。除一定数量的经济技术援助外，商品贸易成为中巴经济贸易合作中最重要的领域。然而，由于中巴双方经济发展水平方面存在的重要差异和经济规模方面存在的巨大差异，长期以来，在中巴商品贸易中，巴西大都处于贸易逆差地位。重要的是，2001 年以来，由于巴西货币贬值，出口竞争力增强，中国对巴西产品进口的进一步增强等原因，中对巴贸易逆差持续扩大。2001 年巴西在中巴商品贸易中的逆差为 5.98 亿美元，2002 年更猛增为 23.95 亿美元，虽然在 2003 年和 2004 年有所减少，分别为 17.03 亿美元和 14.98 亿美元，但是随后又相继增加。巴西在中巴商品贸易中逆差数额逐渐增加，这在一定程度上可能影响到中巴商品贸易的顺利发展和进一步扩大。因此，中、巴双方政府都应认识到问题的严重性，尽快设法找到解决这个问题的办法，鼓励本国企业积极从事双边经济合作，以促进中巴经济贸易关系顺利发展。

四、加强中巴双边贸易的对策

（一）高度重视互补性经贸合作

在两国贸易的显示性比较优势分析恰恰说明，在出口商品种类上，中、巴双方的互补性是大于竞争性的。这一点在客观上为我国发挥自身产品优势，有计划、有选择地加大对巴贸易出口提供了可能。这与中国和印度之间的经济情况不同，中、印经济互补性较弱，商品竞争性明显，因此，相对而言，中、巴两国能够寻找到更多的合作空间。基于稳定中国国际宏观环境和服务国内经济发展，中国应该重视与巴西互补性的经贸合作。从投资领域来看，巴西在基础设施投资方面存在资金缺口，为中国有实力的企业投资巴西提供了广阔空间，可以为中、巴双方创造合作双赢的未来。

以投资交通和物流领域为例，投资巴西铁矿直达太平洋港口的铁路系统和兴建相关港口，可以帮助巴西改善基础设施，还将巴西至亚洲的海运距离缩短数千英里，可确保中国从巴西进口矿石的便利并降低整体运输成本。另外，巴西能源矿产资源非常丰富，而我国虽是一个资源丰富的国家，但人均占有量较少，因此，与巴西开展贸易及投资合作，进口包括石油和天然气在内的能源矿产资源，对我国的经济发展具有重要意义，两国在此方面也具有良好的合作基础。此外，在生物能源的开发和应用方面，中巴之间也存在广阔的合作空间。巴西是全球的酒精生产和出口大国，而这种生物燃料是汽车燃料的很好替代品，其应用将使汽油的紧缺状况得到有效缓解。同时，中国在机电产品、高新技术产品、轻工产品上也具有明显的优势，扩大此类产品的出口是我国的强项，并有助于拉动国内其他产业的发展。

（二）优化商品结构，减少双边贸易摩擦

从中、巴进出口商品的集中度来看，巴西出口品种相对较为集中，某些种类的产品，如铁矿石、大豆等原材料，对中国市场的开拓富有成效，占巴西对中国贸易的76.5%。中国出口巴西的产品相对多样化，品种较为丰富，其中工业制成品占97.7%。鉴于2008年我国对巴西贸易逆差已经达到100亿美元的现实，中国需要大力优化商品结构，不断实现出口结构的升级，加大出口力度。目前，我国劳动密集型产业对国际市场的依赖性较强，轻工业、家电等产品大量进入国际市场，双边贸易摩擦时有发生，同时也对我国产业结构的调整具有一定影响。巴西近年来对我国的反倾销产品大多为工业制成品，我国可以根据巴西市场的需求情况，结合自身的比较优势，有选择地增加互补性产品的输出，并增加产品的技术含量；而对非互补型的低端产品的输出加以限制，对中、巴双方具有相似性的轻工产品降低出口量，以削弱对方反倾销的意愿或动机，减少双边贸易摩擦和我国的损失。

发展中巴贸易不仅符合中、巴两国目前的经济利益，而且还符合中国在拉美发展的长远利益。我国可以在发展与巴西贸易合作的基础上，进一步疏通中国与拉美其他国家经贸合作的渠道。巴西不但是中国在拉美地区最大的贸易伙伴，并且在世界贸易组织中，其定位还是发展中国家的代言人，在农产品贸易谈判中常以发展中国家利益、立场的代言人形象出现，是发展中国家G20中最具影响力的国家之一，其在世界贸易谈判中的重要作用不容忽视。因此，加强中巴贸易关系对我国与拉美其他发展中国家贸易往来的拓展可以起到纽带作用，甚至可成为中国进入拉美最大的区域经济组织——南方共同市场的重要门户，这有利于促进中国在拉美地区市场的多元化。中、巴两国是世界上两个有影响的发展中大国，在国际问题上有着许多共识，也面临着共同的问题。事实上，两国都需要在经济全球化背景下加强协调与合作，减少摩擦，谋求国家利益的最大化；需要在现有国际秩序下更多地参与到国际机制，获取应有的话语权和决策权；需要进一步打造"金砖四国"机制，在世界经济和政治舞台上展现有所作为的一面。因此，研究并推动中国和巴西的经贸关系，深化两国多领域的合作，符合双方的共同利益。

《2018年我国卫生健康事业发展统计公报》中提出，大约71.5万人以中医药人员证书注册行医，仅占全国医疗卫生人员的7.5%，这意味着中医药人才数量还远远不够，中医药只有在小部分地区建设。此外，院校教育培养的中医药人才的质量良莠不齐。全国各大中医药院校中，几乎存在相同的学科设置模式，这就很容易导致中医药学科呈单一模式发展，不能显示出中医的特色优势。受到现代医学培养模式的冲击与影响，"西学东渐"的现象逐渐蔓延开来，许多中医药院校的教育模式越来越趋向西化，从而削减了中国传统文化教育、中医经典书籍的学习比重，弱化了中国古代传统文化、中医思维方法的作用，违背了培养中医药人才的模式，使得优秀的顶尖中医药人才越来越稀缺、中医药院校毕业的学生不会用中医思维看好病。中医药学科领军人才少，学科团队成员学历、职称、年龄和学缘结构不合理，一些学院研究生管理人员工作素质不高，对研究生教育培养的相关政策法规不熟悉，不能很好地完成研究生教育培养的各项工作，客观来说也造成中医药学科教育人才欠缺、中医药院校培养的中医药人才质量欠佳。

中医药文化根植于民族传统文化，近代中国社会民族的认同感危机导致了中医药文化的认同感危机。潘小毅等利用文献分析法总结了中医药文化认同危机两大原因：一是包括西学东渐、以科学主义和消费主义为代表的西方文化盛行，受众价值观变化等；二是文化主体的"文化自觉缺位"，即缺乏自我认同。这种中医药文化认同感危机不仅存在于未接触过中医药的普通群众，而且也存在于中医药院校的中医科学生。目前，以传统文化为根基的中医药类大学生的传统文化水平普遍偏低，而这会直接影响到学生对中医药文化的认同。年轻一代的中医认同感缺乏，使得中医传承困难。

当前，中医药国际化正处于发展的"加速期"，但也面临着诸多挑战。一是中医药文化萌发于中国古代传统文化，中医学更重视实践医学经验，相对缺乏客观、统一的临床实践指南，且诊断和疗效评价困难，制约了其进一步的传承、发展和国际交流。二是中医翻译困难。中医的概念如"望、闻、问、切"所得的四诊资料、"理、法、方、药"所涉及的相关术语普遍比较抽象，由于社会文化根源不同、教育语言背景的差异，这些相关术语便显得晦涩难懂，且中医翻译理论研究缺少标准性和统一性，导致了中医翻译形成了"语言转换"和"文化转换"的两大弊端，大大影响了翻译和理解。三是传播产业链不成熟。中医药传播事业在我国起步较晚，并未形成一套系统、全面的发展模式，既拥有深厚中医文化功底又兼备良好英语交流能力的传播人才数量不多，且信息时代下对社交媒体、新媒体等新型传播介质运用不够，而本土社交媒体对外传播宣传推广也很弱，中国社交网络平台的国际化程度不高，不利于中医药文化的海外传播。

第六节　巴西医药市场发展状况

　　巴西与中国、印度、俄罗斯、土耳其和墨西哥并称主要新兴医药市场。2018年巴西医药市场规模为318亿美元，在2014—2018年间，其医药市场增速（CAGR）达到10.8%，远高于全球平均增速6.3%以及发达国家5.7%的增速。同时按照年度市场规模与美国市场对比进行全球前二十大医药市场排名来看，2018年，巴西是全球第七大医药市场。2022年，巴西是唯一跻身全球顶级制药市场的国家，是全球六大药品市场之一，全球市场份额约为1.8%。预计到2023年巴西将成为全球第五大医药市场。中巴医药贸易方面，据中国海关统计，2018年，中国和巴西医药双边贸易总额为15.73亿美元，同比增长3.9%。其中，中国对巴西出口14.50亿美元，同比增长2.8%；自巴西进口1.23亿美元，同比增长19.4%。

一、宏观经济

　　自2011年以来，美国和欧元区经济低迷，国际原材料价格下跌，贸易需求量下降，加之巴西国内经济存在高利率、高税收、投资不足等问题，制约了巴西经济的增长。特别是受反腐"洗车行动"影响，党派斗争加剧，政局动荡，使巴西经济遭受打击而陷入严重危机。2017年开始好转。2018年4月，国际货币基金组织（IMF）将巴西2018年经济增长预期从1.9%上调至2.3%，2019年经济增长预期上调至2.5%。

　　世界经济论坛最新数据显示，巴西全球竞争力排名第72位。主要表现为公共部门规章繁复、劳动力市场僵化、贸易开放度低、教育质量不佳等。世界经济论坛发布的《2018全球营商环境报告》中，巴西在190个国家和地区中综合排名第125位，开办企业便利度第176位，办理施工许可便利度第170位，财产登记便利度排名第131位，获得信贷便利度排名第105位，纳税便利度排名第184位，跨境贸易便利度排名第139位。

2017年以来，巴西经济出现明显的趋稳复苏迹象。支持这种经济恢复的有利因素如下：

第一，消费者信心和商业信心指数已经触底反弹；

第二，通胀率显著下降留给巴西央行继续实施宽松货币政策更多的空间；

第三，财政余额和经常账户余额虽有赤字但正在缓慢改善；

第四，贸易条件触底反弹，虽然远低于最高值，但是仍保持在历史相对高位，对国内增长和货币升值形成一定支撑；

第五，包括社会保障制度、劳工制度等在内的改革计划正在推进，容易形成长期利好预期。

二、医疗卫生体系

为了让所有人都能得到医疗服务，充分发挥政府主导和市场补充两个方面的作用，巴西通过立法在全国范围内建立了"统一医疗体系"。通过评估，世界银行认为巴西是世界上遏制艾滋病流行和救治艾滋病患者方面最有成效的国家之一。

巴西医疗卫生服务网络由两大子系统构成：一是"统一医疗体系"，即政府举办的医疗机构；二是私立医院、诊所等补充医疗系统。政府举办的医疗卫生机构分为三级：社区卫生服务机构、小医院、大型医院，以及承担公共卫生方面的实验室、制药厂、血库、医疗科研机构等，分别由卫生部、州卫生厅和市卫生局领导。政府为公立医疗机构就诊病人免费提供药品，包括对艾滋病治疗药品。

三、医保情况

巴西建立了统一医疗体系，实行以全民免费医疗为主、个人医疗保险为辅的医疗制度。人人可以到公立医院免费看病、拿药，但由于到公立医院看病要排长队，因此，经济条件好的人都自掏腰包买私人医疗保险，到私立医院看病。巴西有2000多家经营医疗保险的公司，3700万人接受私人医疗保险服务。市场上有各种不同内容、价格的医疗保险，消费者可以自由选择。

目前，巴西的全民免费医疗制度已覆盖了75%的居民。公立医疗机构对病人实行免费治疗，不收取病人任何医疗费用，贫困人群和老年人还享受免费药品，无论药品价值多少，只需象征性地支付1个雷亚尔即可（1雷亚尔=0.46美元），住院患者还免费享受一日三餐。医院所有费用由政府支出，政府根据医院的工作量，按病种成本核定医疗机构的费用，按期拨付。职工工资和科研等费用由政府另行拨付。国家通过建立社会保障税（主要从个人收入所得税、金融周转税、企业法人利润社会税、企业社会保障税、汽车牌照保险费等）来筹集卫生费用。国家《预算指导法》规定：联邦、各州和各市政府财政预算中，卫生经费分别不少于 15%、12%、15%。平均每个居民医疗卫生费用按当地汇率计算为 266 美元。

私人健康保险制度大约覆盖 25%～30% 的巴西公民，大约有 4500 万～5000万人购买了各种形式的私人健康保险。他们多数是工业和服务业的雇员，由所在公司集体办理医疗保险。有些家庭或个人直接与保险公司签约获得私立医疗服务或同时享有双重保险。不同年龄、性别的投保人价格不一，老年人和妇女的合同价格要高；不同治疗手段、方法和服务内容价格不同，比如单项手术和病种费用，都要与保险公司协商。

四、医疗支出情况

2017 年，巴西用于医疗卫生的支出占 GDP 的 8.3%，低于世界卫生组织平均水平 9.9%。据世界卫生组织统计，2015 年巴西全国经常性医疗卫生支出占 GDP的 8.9%，按照购买力平价计算，人均经常性医疗卫生支出 1391.5 美元，其中54% 来自私立医疗机构，剩余的来自公立医疗机构。据巴西本土公司统计，健康医疗在巴西人民心中关注度排名第三，仅次于住房和教育。

巴西医疗系统需要大量的投资，但是巴西政府禁止国外机构参与投资，因为政府规定医药健康是巴西政府战略部门。一开始禁止任何外资，后来政府修改法律允许制药、诊断和医疗保险几个领域允许外资进入，联合国相关联部门的捐助和技术合作也被允许，外资机构非营利性的服务本单位员工也被允许。

五、主要疾病谱

世界卫生组织数据显示，2016 年，巴西共有 132 万人死亡。巴西致死率最高的疾病是心血管疾病，死亡率占 28%。其次是传染性疾病，死亡率占 26%。巴西的主要传染性疾病包括黄热病、登革热等。癌症位居致死率第三位，占比达18%。传染性疾病、围产期死亡和营养缺乏症占 14%，受伤导致的死亡占 12%，慢性呼吸性疾病占 6%，糖尿病占 5%，其他疾病占 17%。

六、医药市场情况

2018 年巴西医药市场花费达到 318 亿美金，在 2014—2018 年间，巴西医药市场增速（CAGR）达到 10.8%，远高于全球平均增速 6.3% 以及发达国家 5.7% 的增速（来源：The Global Use of Medicine in 2019 and Outlook to 2023，2019 年 1 月）。

预计到2023年，巴西医药市场规模将达到390～430亿美金，2019—2023年复合增长率约为5%～8%。与中国市场不太相同的是，巴西原研药市场规模仅20%多，但数量占比不到5%，非专利品牌药与通用名仿制药分别占据20%左右的市场份额，此外，OTC药物市场潜力巨大。受到控费降价的影响，预计通用名仿制药市场增速会略高于原研、非专利品牌药。

科睿唯安Newport数据库显示，按上市不同厂家、品名和规格进行统计，传统口服片剂和胶囊剂占比达到49%以外，悬浊液在巴西市场备受青睐，口服溶液、乳剂和滴眼液剂型占比也较大。

七、医药供给情况

（一）医药原料

因为巴西本土政策和审批原因，巴西直接用于人的药品主要依靠本国生产，少部分依靠进口。但原料药则严重依赖于进口，除了本国生产的制药辅料会出口外，巴西原料药绝大部分来源于进口，很少出口，巴西本国生产的原料药只占全国用量的20%～25%左右。其余75%～80%来自德国、中国、美国、印度、瑞士、意大利、法国、阿根廷等国。

（二）医疗器械

巴西拥有较为完善的医疗器械产业，除一些高端电子成像诊断设备（如CT机、MRI仪、PET机等）尚不能自主生产外，对于大多数医疗器械，巴西都能生产。

（三）传统草药

巴西植物药市场规模约为十几亿美金，有200多家公司生产、销售植物药，其中6家大公司占了大约60%的市场份额，每年以20%的速度增长，远超巴西经济增长速度和医药市场增长速度。一部分植物药也被列入公费医疗系统，也促使植物药市场快速发展，越来越多的传统药物也进入了工业化生产线。

八、药品注册

（一）注册申请人

只有作为生产商、进口商或者授权代理的巴西公司才可以提交注册申请。没有在巴西注册的国外公司需要有一份合作伙伴协议或是授权给巴西公司。若此条件下，巴西卫生监督局（ANVISA）会将产品批准给其合作伙伴，作为实际注册持证人。

（二）药品注册分类

药品在巴西的注册分为七大类：新药（New Product）、创新药（Innovative

Medicinal Product)、参比制剂（Reference Medicinal Product）、类似药（Similar Product）、仿制药（Generic Medicinal Product）、生物类似药（Comparable Biological Medicinal Product）、克隆药（Clone Medicinal Product）。

九、中巴医药贸易情况

据中国海关统计，2018年，中国和巴西医药双边贸易总额为15.73亿美元，同比增长3.9%。其中，中国对巴西出口14.50亿美元，同比增长2.8%；自巴西进口1.23亿美元，同比增长19.4%。中方顺差为13.27亿美元，突出反映巴西医药市场依赖进口的特点。

巴西从中国进口的医药产品以西药原料药和医院诊断与治疗设备为主。2018年，巴西从中国进口的西药原料药额为8.84亿美元，同比增长2.0%；从中国进口的医院诊断与治疗设备额为2.36亿美元，同比增长3.8%。

从2014年到2018年巴西从中国进口的趋势来看，医药整体稳步增长，四年复合增长率为3.1%。从产品类别来看，植物提取物、中成药、医院诊断与治疗设备、氨基酸维生素类原料的增长最为迅速。

植物提取物及氨基酸维生素类原料增长迅速的原因得益于巴西不断扩大的膳食补充剂市场，"防病于未然"的理念使得巴西本土的膳食补充剂市场得以快速增长，加之巴西畜牧业发展，兽用营养补剂的需求量也持续攀升，直接推高植物提取物和氨基酸维生素原料的进口。

中成药方面，受巴西中药立法的推动，中药在巴西的地位有望合法化，巴西本地的中医馆也如雨后春笋般涌出，带动巴西中成药的进口。

巴西的西药原料药高度依赖进口，从近几年的趋势可以看出，巴西从中国进口的西药原料药以较为平稳的速度保持增长势头，四年复合增长率为2.6%。

巴西医疗器械行业在超声设备、CT机、正电子放射成像设备以及MRI设备等医疗诊断设备方面，企业竞争力缺乏。在医疗器械贸易中，巴西基本以进口医疗器械为主，2014年进口27.67亿美元，较2011年进口24.17亿美元增长14.46%，同比增长9.90%。近几年中巴医疗器械贸易占巴西医疗器械进口中的市场份额占比逐渐增加，与此同时，医疗器械贸易构成也正在逐渐从原有的中低端医疗器械向中高端医疗器械转变。

十、主要监管机构

巴西卫生部是主管全国医疗产业并制定全国卫生公共政策的最高行政机构；巴西全国卫生检测局（Agencia Nacional de Vigilencia Sanitaria，ANVISA）（1999年设立）是负责全国药品生产、销售、监管和处罚的最高管理机构；药品市场规则委员会（CMED）主管巴西药品价格，负责管理药品市场秩序；巴西全国卫生检测局和巴西国家工业产权机构（INPI，1970年设立的巴西专利局）共同负责对药品专利审查与核准。2010年4月19日，巴西全国卫生检测局对原有的药品法规和检查体系进行修改，对药品生产工艺实行国际通用的技术标准和规范，以进一步促进巴西制药业达到欧美发达国家水平。

巴西全国卫生检测局对在巴西生产销售的药品进行注册登记管理，是巴西药品的管理部门。

INMETRO是巴西的国家认可机构（Accreditation Body），负责制定巴西国家标准。

十一、市场机遇

近两年，巴西经济复苏，市场活力增强，中国经济稳中向好，实现平稳健康发展，有利于两国贸易进一步增长。巴西反腐"洗车行动"使大批巴西企业生存困难，纷纷向外资出售资产，为中资企业进入巴西市场提供了前所未有的历史机遇。巴西政府正在大力推进私有化，对我国有巨大需求和期待。我国正在大力推进"一带一路"建设，同巴西"投资伙伴计划""前进计划"对接，促进地区互联互通和联动发展，将给中巴合作开辟更广阔的天地，带来更多的机遇。

第七节　中医药进入巴西建议

加大中医药人才培养力度，鼓励中医药创新发展。当前中医药后备力量根基不稳，且低投入的中医药科研不仅导致中医药创新效率低，同时也限制了中医药人才的发展。因此，相关教育部门及中医药院校应当建立一套既注重中医理论的学习又扎根于临床和科研的中医药人才的培养方案，加强中医药人才的专业素质。此外，政府相关部门应当加大对中医药教育和科研的投资力度，提高中医药的创新发展人才和中医药科研人员的积极性，进一步提高中医药的创新发展。

制定中医药标准体系，量化症状及中药指标。鉴于中医诊疗体系自身的局限性，加快制定一套中医药诊疗标准体系至关重要。首先，应当制定一套规范、健全的药物管理制度，明确中药的产地、名称、炮制、服用等方法，完善中药的药代动力学、适应证、不良反应、禁忌证等相关数据。其次，应当加强中医药的规范化用语的应用，从中医门诊到住院部，从教学基地到各类考试，均采用规范的中医术语，并且应当统一相关的现代临床量表，将中医四诊信息进行量化分级，提高中医药诊疗规范。同时，通过现代化手段，将中医诊断与现代医学检测相结合，以客观、量化的方式来表述症状。利用大数据和人工智能技术，对中医治疗效果进行评估和分析，从而为中医治疗提供更为精确的指导和依据。

推广中医药文化，提高民众认同感。中医药文化的认同感危机导致中医药传承和发展备受阻碍，因此，提高国民对中医药的认同感势在必行。首先，应当加强临床实践中中医药的运用，推广中西医结合治疗或建立特色的中医诊疗科室，并将其纳入医保范畴或绩效考察。其次，由政府部门牵头，运用正规的社交媒体、报刊、课外书籍等宣传媒介，向广大群众介绍中医、中药的来源和功效，并加大力度推广中医药文化知识，将中医药文化向全国民众普及，提高国民的认同感。

同时，加强中医药教育和培训，如在医学院校和医疗机构开设中医药课程、培养中医药人才等，提高民众对中医药的认知和专业水平，促进中医药的传承和发展。

由于中医药理论的文化根源和国内外教育背景的差异，中医药海外传播受到了制约。因此，加速完善海外传播产业链必不可少。首先，相关部门规范中医药翻译用语，使之通俗易懂又不失去原有的本意。其次，各大院校应设立与之对应的中医药翻译专业，加强海外传播人才的培养和汇聚。最后，政府、企业相关部门应当协助升级新型传播媒介，增强中国社交网络平台的国际化程度，扩大中医药海外传播范围。

继续加强中、巴两国政府间的合作，规范在巴西的中医活动，鼓励真正的中医工作者到巴西工作进而推动（除针灸以外）中医在巴西的合法化。同时，通过政府间卫生合作来争取推动巴西修改其卫生基本法，进一步规范中医从业人员的培训和管理，加强两国间的学历认证，使中医在巴西取得行医资格。

推广、宣传巴西主要药品管理法规条文，继续深入研究中、巴两国药品管理法规的差异，开展药品注册流程的专门培训，进一步推动我国骨干药品生产经营企业的有效中药复方制剂在巴西注册药品。与巴西当地企业建立跨国公司。可通过收购、并购当地公司，或利用当地公司建立的市场、营销经验、产品资质，把中医药推向巴西主流传统药品市场。

推动与巴西卫生主管部门的合作与沟通。政府作为管理部门，主导着医疗行业的法律和标准制定以及监管。加强政府间的联系与交流，取得对方政府的认可，是中医药进入他国的前提。目前，巴西高层和民间中医药发展很热，可是政府层面，推广交流进展缓慢。还要利用多种渠道，通过高层对话建立卫生部门间的良性沟通机制。

第八节　结论与思考

中国和巴西两大发展中国家之间的经贸关系是典型的双赢：中国可以给巴西提供大量的消费品、技术装备和他们经济发展所急需的资本；巴西则可以给中国提供大量原料、食品和能源，对巴西的投资也有利于中国通过对外资产多元化增进其安全和收益，这一点在全球经济危机的今天尤为重要。尽管巴西某些劳动密集型制造业企业害怕中国竞争，并为此在一定程度上诉诸贸易保护主义游说；但巴西决策层应当认识到，对于巴西5000万～8000万贫困居民，中国几乎是唯一可以给他们无限量提供廉价消费品的国家。

由于国情不同，中、巴两国药品管理法规存在一定的差异，探讨巴西药品管理法规特点与可借鉴之处，可为我国药品管理法规完善与社会保障体系建设提供有益参考。研究巴西药品管理法规，可为我国中、西药品生产企业参与国际医药市场竞争提供重要法律支持，推动我国医药行业的国际化发展，拓宽中巴经济贸易与医药交流渠道。

在国际市场上，传统医药是当今发展得最快的传统产业。目前中医药产业具有双重身份，既是传统产业，也是新兴产业，在吸收优秀传统文化基础上，不断向现代化和国际化发展。目前中医药产业已经具备一定体系和较为完善的产业组织结构，特别是近年来产业发展环境出现较大的变化，致使产业呈现出快速发展趋势。从产业链整体来看，上游中药材价格基本保持稳定水平，而国内市场和国外市场的需求都处于稳步增长的态势。此外，通过技术创新推动中医药产业发展成为新趋势，市场和技术将是决定未来中医药国际化的重要因素，因而只有具备良好的生产规模以及技术创新要素的产业才能更好地走入国际市场。

第九章　中医药对巴贸易发展策略

第一节　PEST分析概述

PEST分析，是指对宏观环境的分析，是一个常用的分析工具。其中：P是政治（Politics），E是经济（Economy），S是社会（Society），T是技术（Technology）。在分析行业和企业所处背景的时候，通常是通过这四大类影响企业的主要外部环境因素来分析企业所面临的状况。在分析一个企业所处背景的时候，通常是通过这四个因素来分析企业所面临的状况。

进行PEST分析需要掌握大量的相关研究资料，并且对所分析的企业有着深刻的认识，否则，此种分析很难进行下去。经济方面的主要内容有经济发展水平、规模、增长率、政府收支、通货膨胀率等。政治方面的主要内容有政治制度、政府政策、国家的产业政策、相关法律及法规等。社会方面的主要内容有人口、价值观念、道德水平等。技术方面的主要内容有高新技术、工艺技术和基础研究的突破性进展。

1.P即Politics，政治要素，是指对企业经营活动具有实际与潜在影响的政治力量和有关的法律、法规等因素。当政治制度与体制、政府对企业所经营业务的态度发生变化时，当政府发布了对企业经营具有约束力的法律、法规时，企业的经营战略必须随之做出调整。法律环境主要包括政府制定的对企业经营具有约束力的法律、法规，如反不正当竞争法、税法、环境保护法以及外贸法规等，政治、法律环境实际上是和经济环境密不可分的一组因素。处于竞争中的企业必须仔细研究一个政府和商业有关的政策和思路，如研究国家的税法、反垄断法以及取消某些管制的趋势，同时了解与企业相关的一些国际贸易规则、知识产权法规、劳动保护和社会保障等。这些相关的法律和政策能够影响各个行业的运作和利润。

2.E即Economic，经济要素，是指一个国家的经济制度、经济结构、产业布局、资源状况、经济发展水平以及未来的经济走势等。构成经济环境的关键要素包括GDP的变化发展趋势、利率水平、通货膨胀程度及趋势、失业率、居民可支配收入水平、汇率水平、能源供给成本、市场机制的完善程度、市场需求状况等。由于企业是处于宏观大环境中的微观个体,经济环境决定和影响其自身战略的制定,经济全球化还带来了国家之间经济上的相互依赖性,企业在各种战略的决策过程中还需要关注、搜索、监测、预测和评估本国以外其他国家的经济状况。

3.S 即 Society,社会要素,是指组织所在社会中成员的民族特征、文化传统、价值观念、宗教信仰、教育水平以及风俗习惯等因素。构成社会环境的要素包括人口规模、年龄结构、种族结构、收入分布、消费结构和水平、人口流动性等。其中人口规模直接影响着一个国家或地区市场的容量,年龄结构则决定消费品的种类及推广方式。

4.T 即 Technology,技术要素。技术要素不仅包括那些引起革命性变化的发明,还包括与企业生产有关的新技术、新工艺、新材料的出现和发展趋势以及应用前景。在过去的半个世纪里,最迅速的变化就发生在技术领域,像微软、惠普、通用电气等高技术公司的崛起改变着世界和人类的生活方式。同样,技术领先的医院、大学等非营利性组织,也比没有采用先进技术的同类组织具有更强的竞争力。

第二节　政治因素

巴西是南美国土面积最大的国家,官方语言是葡萄牙语,2022 年人口约为 2.15 亿,城市的人口比例为 87%。圣保罗是巴西最大的城市,它是巴西政治、经济、文化的中心。也是东方人居住最多的地方,包括我们中国人。

中医药的发展及其学术组织基本建立在圣保罗。中医药在圣保罗的发展对于整个巴西起着举足轻重的作用,甚至影响着整个南美洲。据巴西历史记载,数百年前当地土著人(印第安人)就开始使用针灸和草药等疗法治病。1810 年,中国移民到里约热内卢种茶,同时也带去了中医药文化;1898 年,日本大批移民到了巴西,他们把中国的针灸文化传播到巴西;1904 年,中巴针灸学院高等教育学校针灸研究联盟成立;1972 年,巴西针灸协会成立,但是受到巴西部分学术工会以及巴西联邦工会的否定;1977 年,受到世界卫生组织的影响,巴西立法承认针灸师的地位;1981 年,巴西举行了第一届针灸大会,虽然一些医生公然排斥针灸师,但是巴西教育部认可了巴西东方非医学疗法学校的针灸课程为合法的课程(日本人主办);1984 年,巴西日裔医生在巴西国会发表了法律计划,提出了针灸职业化,同年的针灸大会将注册医师和非注册医师分离,注册医师成立了巴西医学针灸学会;1988 年,巴西卫生部、社会援助部、劳动部及教育部通过决议,认可针灸合法化,允许针灸在巴西的公共医疗系统中应用。

具有世界上独一无二草药资源的巴西，在印第安文化的影响下，历来习惯使用草药治病，如今在巴西还时常能看到商贩在售卖草药。此外，巴西政府还鼓励部分城市和地区开展草药种植，每年都会在圣保罗举办草药交易会。巴西的24个州均有自州的医科大学及附属医院，较有影响力的有圣保罗医学院、里约热内卢联邦医学院和哥亚斯州医学院等，其中以圣保罗医学院最具代表性。这些医学院每年都会开展学术讲座和学术论坛，讲课的题目均围绕针灸和草药。

目前中医药文化对巴西民众的影响日益扩大，不仅受到普通民众的拥护，还得到了总统和其他政府官员的青睐，以及许多教会的支持。在社会各界的支持下，各大学术组织均开展了定期义诊活动，为巴西民众提供更多免费的中医药服务。

在习近平主席"一带一路"倡议的推动下，中国多个省（区、市）的中医药界一直在积极规划"一带一路"倡议眼光下传播当地中医药文化的宏伟蓝图。中国政府已将中医药文化的交流和传播作为一项重要工程。在2013年9月上海合作组织成员国元首理事会第十三次会议上，习近平主席提出："传统医学是各方合作的新领域，中方愿意同各成员国合作建设中医医疗机构，充分利用传统医学资源为成员国人民健康服务。"

第三节　经济因素

巴西领土面积为851.49万平方千米，经济实力居拉美首位、世界第11位（2022年）。巴西农牧业发达，是多种农产品主要生产国和出口国。巴西工业基础雄厚，门类齐全，石化、矿业、钢铁、汽车工业等较发达，民用支线飞机制造业和生物燃料产业在世界上居于领先水平。巴西服务业产值占国内生产总值的近六成，金融业较发达。作为巴西经济支柱之一的跨国公司，在给巴西带来技术、人才、资金还有先进的企业管理理念的同时，还为巴西的经济发展提供更多可能性。2022年巴西GDP约为1.92万亿美元，排在全球第11的位置，但人均GDP却是0.89万美元，排在全球第76的位置，远低于世界平均水平。同时，巴西还存在较大的贫富差距，国内前5%的人拥有剩下95%人的所有财富。

第四节　社会因素

中巴中医药学会主任埃莱奥诺拉·科穆奇博士介绍，2017年进行中医培训活动时，参加的巴西人很少。但是，这4年来，已陆续向2万多名巴西学生提供中医方面的培训，全国有约280个中医课程。巴西现有中医针灸医师超过15万人，越来越多的巴西人想从事中医方面的工作。社会层面对中医也持比较包容的态度，2017年，巴西卫生部正式把针灸纳入统一医疗保险体系的替代疗法目录。我们也准备进一步推动国家立法以更好地维护中医针灸师的执业权益。

埃莱奥诺拉·科穆奇博士表示，健康是人类共同面对的课题。中医在巴西有很大的发展潜力，也有诸多阻碍，如葡文版中医药书籍、期刊屈指可数。仍要继续推动中医师在巴西执业资格认证工作。希望中国与巴西的中医药界加强多方面的交流合作，构建更多的对话和沟通渠道，举办更多的教育与技术研讨活动，鼓励更多的巴西学生到中国学习，加强中医药全产业链条在巴西推广，推动中医药经典葡萄牙文版翻译出版。

第五节　技术因素

2006年，巴西卫生部将针灸列为公众医疗的辅助治疗范围内，公众可以享受免费的针灸治疗。目前巴西在19个州和232座城市的公立医院中，采用了针灸和其他传统医学疗法。卫生部也计划把各种传统医学疗法推广到巴西各地，还将向各个公立卫生部门提供培训，并鼓励进行草药生产等。现在，巴西注册的针灸从业人员大约为3万人，其实实际工作的人员为2万多人。

巴西境内的植物种类异常丰富，单是高等植物就有4万种，目前出口到中国市场的仅有丁香、胡椒和菊花等，相对于中国每年快速增长的进口需求，巴西未来的出口市场前景可期。

由于中国国内药用资源不足，土地、劳动力成本升高等原因，防风、姜黄、北豆根、穿山龙等很多原产于国内的品种也大量进口，以补充国内用药需求，甚至部分国内企业主动"走出去"，到国外建设中药材种植基地。巴西良好的自然资源是双方贸易互补的重要基础。未来，植物产品也将成为巴西对中国出口的主力产品。

第六节　战略导向

一、坚持以政府为基础的多元化传播主体

政府作为国家的行政机关，在中医药文化对外传播过程中起着重要作用。政府部门公布的相关大纲不仅起到沟通、引导、管理和监督的作用，而且还为中医

药文化传播指明方向。在国家的强力引导和支持下，有关企业要凭借强大的广告效应及营销策略，在中医药文化对外传播中占据重要一席。

二、利用免税、降税发展中医药

对巴西来说，税收政策的制定原则和标准的确定是极为重要的。在我们看来，稳定是税收政策的首要标准。如果税法需要不停地修改、增删，是不会产生带来令人满意的社会经济成效的。税收政策的稳定是指在一定时期内相关的法律法规、税收及其他费用的征收、扣除标准保持不变。其客观衡量指标有：一是能使经营主体自觉选择正确的财务活动方式；二是国家税务部门的工作因此得到改善。根据这一标准，税收政策应在一定期内保持稳定。但税收政策的稳定又是相对的，因为某些因素的改变，例如，国家对某些领域的政策倾斜，国家对包括税收在内的调节经济方式的变化，必然会要求税收政策做出相应的调整，这又要求税收政策具有一定的弹性。应当指出的是，弹性标准与稳定标准并不矛盾，只有这两者的有机结合才能保障国家税收政策的顺利实现，保障国家经济的健康稳定发展。

三、积极主导和参与传统医学国际多边机制建设，拓展议程设置的"切入点"，掌握"进入渠道"

国际组织（以及国际机制、国际会议）是国际在议程设置的真正场所和"切入点"。正是通过这些场所和"切入点"，各类议题发起者才能将自己偏爱的议题上升为国际议题，从而进入国际议程。如何选择合适或恰当的国际组织（以及国际机制、国际会议）是议程设置者必须严肃考虑的问题，这既需要拥有广泛的议程设置"进入渠道"，也需要熟练掌握国际组织规则，拥有强大的议程设置能力。深化与国际多边机制的合作，在国际多边机制的框架内表达自己的利益诉求和关切，参与全球治理进程，发起合作倡议，已成为中国外交活动的重要组成部分。无论是既往的国际治理机制，如 WHO、ISO、UNESCO 等，还是G20、金砖国家、东盟高等新型国际合作机制，都是中国参与传统医学议程设置的有利平台。

第七节　发展路径

一、利用媒介接触提升中医药文化认同感

研究发现，媒介接触在中医药文化认同和中医药跨文化传播之间起到部分中

介作用。媒介接触，即通过提升中医药院校来华留学生的中医药文化认同感，进而推动中医药的跨文化传播。作为社会认同理论的重要组成部分，文化认同是一种积极的情感态度，是中医药跨文化传播的实践抓手，更是中医药跨文化传播取得良好效果的关键保障。新时代中医药跨文化传播已经不能仅仅停留在物质层面的交流与合作，更多的是要追求中医药价值和精神层面的高度认同和深度交融。中医药文化认同不是强调中医药的唯一性、排他性，而是倡导文化的多样性，肯定和认可中医药的价值，使中医药与其他医学进行平等对话、深度合作，共同助力人类的医疗健康服务事业。

二、利用来华留学生传播中医药文化

借助来华留学生的"使者"身份来讲述中医药是有效促进中医药跨文化传播的重要手段。来华留学生在中医药院校学习与生活过程中，既直接研学中医药文化经典，又能受到中医药院校校园文化潜移默化的影响，具有特殊的专业优势。同时，他们了解国外大众的真实需求和接受方式，可以用国外大众易于理解的语言和本土化方式讲述中医药故事。而且，作为具有相同文化背景的传播者，国外大众对其信任度高，避免了抵触心理；来华留学生在中医药跨文化传播中的非官方性质，更容易影响相同文化背景的国外大众，让大众自愿、自主地感知和接受中医药，提升传播的效果。

三、利用教学传播中医药文化

在"一带一路"的国际化传播与发展背景下，中医药应创建国际化的文化传播和教育体系，开拓我国与其他国家、地区合作办学的有效路径，借由教育来扩大中医药文化传播的专业教育影响力。一方面，我国应充分欢迎和鼓励国际友好人士来华留学，通过对留学生的中医药文化教学，将中医药文化的专业内容和核心价值精神全面、系统、专业地传播到留学生群体当中，进而在留学生的学习与传播中有效增强中医药文化的传播影响力。另一方面，我国应当在对外汉语的文化传播教学中增加中医药文化的专业教育，与其他国家和地区合作办学，主动地融入国际教育环境当中，让"一带一路"沿线国家和地区都能够更好地接触到专业且系统的中医药文化知识。

四、增强国际化的医药文化合作与交流

通过学术研究、民间文化交流活动、医药合作应用等途径做好我国中医药文化的社会实践性传播工作。一般来说，除了系统性的中医药国际化教育之外，中医药文化传播还应当真正地融入当地的医学文化环境当中，实现不同文化和不同

医药理念的碰撞与合作，从而在学术研讨和实践合作的过程中加快中医药文化社会化和创新化的传播步伐，更自然而然地成为当地人们健康理念和医学认知的重要组成部分。

五、利用网络传播中医药文化

我国可以充分引进现代化的新媒体传播技术，不断拓宽中医药文化传播的多元渠道和路径。在互联网和新媒体的传播语境中，中医药的文化传播应当积极地借助互联网和新媒体的创新平台，以更加高效、快捷和实时互动的方式进行传播，从而全面提高中医药文化传播的整体效率与质量。从当前的中医药文化传播状况来看，中医药文化网站、应用APP、网络学习平台等技术成果为中医药文化的传播创设了新的传播渠道和平台，有效突破了时间与空间的限制，使得在"一带一路"沿线国家传播中医药文化时更好地排除客观因素的制约，达到更直观有效、更生动有趣的传播效果。

六、对策建议

（一）采取目标市场策略，打开国际市场

目标市场策略包括市场细分、寻找市场机会和选择目标市场。高等中医药院校通过中外合作办学进行中医药文化宣传和提升中医药文化认同感时亦可遵循目标市场原则。在"一带一路"的战略背景下，中医药院校应发挥学校的独特优势，开拓国际教育市场，区别各目标市场特点，有针对性地开展国际化教育，积极提供中医药教育服务。例如，南京中医药大学与欧洲的米兰大学、罗马大学等学校合作，联合培养中西医结合研究生，对国际中医药学历教育有开创性意义。针对西方市场，学校采取先重点突破再逐步推广的战略，现已与澳大利亚的墨尔本皇家理工大学成功开展联合办学，开设中医学课程。另外，两校还合作开办全球首家中医孔子学院。学院自成立以来，邀请当地主流医学界的专家和中医学者，采用不同视角分析论证同种疾病，既体现中医药知识的博大精深，也拓展学生的思路，更在无形中倡导健康的生活方式和弘扬中医药文化，实现"东西方思想交流碰撞"的目标。

（二）采取品牌拓展策略，打造专属中医药文化品牌

品牌策略既是企业实现可持续发展的策略，也是学校进行拓展提升的重要策略。在中医药的国际化教育合作中，学校应紧密围绕国家中医药"一带一路"发展规划，采取品牌策略宣传自己独特的教育理念、管理方式和文化内涵，开拓中医药国际合作新领域，发挥引领和示范作用，打造出世界范围内有影响的国际品牌。例如，南京中医药大学，自建校以来就十分重视对中医药文化的品牌宣传和

教育工作，以传承中医药知识、弘扬中医药文化、提升中医药文化认同感为己任，努力打造专属的中医药院校品牌。早在20世纪90年代，学校就提出了建设"国内一流，国际著名"的中医药大学的口号，并积极提升在国际上的影响，被誉为"中国高等中医药教育的摇篮"。近年来，学校围绕《中医药"一带一路"发展规划》要求，顺势而为、主动出击，积极探索中医药海外发展的新模式，促进中医药教育和文化的对外交流与合作。目前学校已设立"中国-澳大利亚""中国-瑞士""中国-法国""中国-英国"等中医药中心，着力打造"一中心一特色、一中心一品牌"。作为最早招收外国留学生和开展国际合作交流的中医药院校，学校以3个国家级海外中医药中心为龙头，8个海外中医药中心建设为平台，助推国家中医药"一带一路"的倡议，打造海外中医学历教育品牌，努力配合国家走出去的战略，推动中医药文化的海外传播。

（三）丰富、完善中医药文化课程与教材，重视中医药跨文化人才队伍培养与建设

中医药学来源于中国的传统文化，并与中国古代哲学紧密联系，中医药院校要提升中医药文化认同感，必须在中医药文化的相关课程和教材上做进一步完善。学校在充分挖掘中医药文化内涵的基础上，应丰富、完善中医药文化学和文化认同等学科的建设与教材的编写，从中医药知识和文化认同层面培养学生的整体思维。近年来，部分高等中医药院校在中医药文化教学方面做了有益尝试。例如，北京中医药大学结合留学生的中医药学习特色专门设立了"中国传统文化概论"学科；浙江中医药大学为加强中医药文化建设也增加了"中国传统文化和中医"课程。在中医药文化教材的丰富与完善方面，天津中医药大学针对中医药院校留学生的特点，编写出版了预科教育阶段的中医汉语教材，弥补了国内中医专业汉语教材的不足。在"一带一路"背景下，要提升中医药文化认同感就必须提高建设中医药文化的国际化思想意识，加快中医药文化的国际化交流与传播。人才是一个国家发展的重要资源，对中医药文化资源的保护和传承是提升民众对中医药文化认同感的基础，高等中医药院校应充分重视人才的作用，抓住"一带一路"的机遇，积极培养中医药跨文化人才，建立相应的人才建设和保护机制，以应对可能由文化、政治、经济距离而带来的威胁。

（四）加强对中医药文化的翻译研究

中医药院校向来注重培养学生理解和掌握中医治病原理的能力，却忽视了对学生翻译能力的培养。很多中医药翻译工作者不具备中医药背景，缺乏对中医药文化的深刻理解，因此，应用型中医药翻译人才是当前中医药翻译领域亟须培养的对象。另外，在对中医药海外传播与译介的相关研究数据进行梳理时发现，现阶段的翻译研究基本局限于汉英翻译，对于汉语和其他语种之间翻译的探讨相对

缺乏。因此，中医药文化的翻译研究也应拓宽语种，满足不同语言、不同文化背景国家的需要，促进中医药文化的国际传播。

（五）完善政策制度

要发挥政府的引领工作，建立多部门协调机制，推动中医药跨文化传播事业融入国家外交、卫生、科技、文化、贸易等发展战略中；鼓励非官方渠道（如组织和企业）参与，制定扶持政策，实施优惠措施；从中医药服务贸易、教育、学术、产业、旅游等方面，整合海内、外各方面资源，形成跨学科、跨领域、跨行业的中医药国际传播战略新格局。设立研究专项，研究世界各国国情（语境），有重点地分别选择中医医疗、保健、教育、科研等作为合作领域，制定出中医药跨文化差异性传播的路径模型。要密切加强同国际组织的交流与合作，在国际标准化建设中把握话语权，营造有利于中医药跨文化传播与发展的国外语境。

（六）加大经费支持

国家相关部门设立专项研究经费，增加传播学、人类学、语言学等多学科交叉研究经费的投入。充分发挥"一带一路"基金作用，对有利于中医药跨文化传播相关的建设项目给予支持。鼓励多元渠道资金进入，建设以各类中医药机构为主体、以项目为基础、以各类基金为引导、社会各界广泛参与的公益和商业的合作伙伴模式，即PPP模式。

（七）加强人才培养

运用"中医+"思维，开拓创新，多元整合传播传媒、国际化发展、商业经营、文化创意产业、现代企业管理、现代化教育等领域，充分利用已有的专业工具和专业人员，合力运转，以实现中医药跨文化传播突破发展。通过多元途径和渠道，培养一批能将中医药跨文化传播的复合应用型人才，做好中医药对外交流合作专家智库的建设工作。

（八）完善管理体系

管理上坚持"依托优势，服务大局；政府引领，市场运作；因地制宜，分类施策；上下联动，内外统筹"的基本原则，借力"中医+"思维理念，跨界融入更多资源，定期召开国家中医药工作部际联席会议，定期制定任务分工方案，及时协调解决重大问题，将中医药跨文化行为落到实处。

参考文献

[1]林明.中医针灸在巴西[N].中国中医药报,2001-12-19(004).

[2]冯永刚.中医药的重要性及中药的现代化发展[C].2012年中国药学大会暨第十二届中国药师周论文集,南京:2012:1516-1521.

[3]吴传庆.美国植物药监管[R].北京国家中药科学监管大会,2022.

[4]陈巧,马爱霞,潘勤.中成药如何进入欧盟市场[J].中国药事,2006,20(5):277-282.

[5]宋一同,宋永忠.加入WTO背景下的中国传统医药在国际技术市场状况[A]//中国骨伤人才研究会、全国高等中医院校骨伤教育研究会、中国骨伤人才研究会建会二十周年、全国高等中医院校骨伤教育研究会建会三十周年、宋一同教授行医六十周年庆典大会暨两会表彰大会及换届工作会议论文集[C].中国骨伤人才研究会、全国高等中医院校骨伤教育研究会,2013:10.

[6]王泽琳.针灸在巴西的发展[J].中国民族民间医药,2012,21(19):18,20.

[7]佚名.针灸进入巴西公立医疗体系[N].人民日报海外版,2006-05-12(005).

[8]白鸿仁.巴西针灸教学简况[A]//世界卫生组织、世界卫生组织传统医学大会卫星研讨会-针灸与人类健康论文摘要汇编[C].世界卫生组织,2008:2.

[9]秦洋.中医药在巴西[J].医药世界,2005(4):90.

[10]张建武,邱琼.突破中药欧盟注册障碍的关键因素分析[J].中国中药杂志,2014,39(15):2972-2977.

[11]李皓月,党迎迎,于涛,等.中医药在巴西的发展现状与分析[J].国际中医中药杂志,2021,43(5):429-434.

[12]白鸿仁.巴西的针灸研究[A]//世界卫生组织、世界卫生组织传统医学大会卫星研讨会-针灸与人类健康论文摘要汇编[C].世界卫生组织,2008:2.

[13]佚名.针灸疗法在巴西获合法地位[J].中国中医药信息杂志,1996,3(3):43.

[14]佚名.华人针灸师巴西行医20载,见证针灸在巴西逐渐普及[J].中医药国际参考,2014,(7):23-25.

[15]张川杜.巴西总统盛赞中医疗效[N].人民日报,2007-08-30(007).

[16]Huynh-ba K, Beumer Sassi A. Anvisa：an Introduction to a New Regulatory Agency with Agency with Many Challenges[J]. AAPS Open，2018，4（1）：9.

[17]ANIVISA. Resolução Da Diretoria Colegiada：RDC N° 26 De 13 De Maio De 2014 [DB／OL]. （2014-05-13）[2022-08-13]. https：//bvsms. saude. gov. br/bvs/saudelegis/anvisa/2014/rdc00026_13_05_2014. pdf. .

[18]李杨,文明.巴西中医药针灸学会成立25周年巴西总统致电祝贺[J].光明中医,2008,23（11）:1848

[19]佚名.巴西中医药针灸学会成立25周年[J].中医药管理杂志,2008,16（8）:611.

[20]秦洋.中医药在巴西[J].医药世界,2005,6（4）:90.

[21]中国针灸学会中国中医科学院针灸研究所.世界针灸邂逅中国针灸[N].中国中医药报,2014-09-11（004）.

[22]顾逢祥.中医中药在巴西[J].世界科学技术,2002,4（1）:67-68.

[23]Silva F R C,Sumizono P S,Jofre E V.巴西中医学院针灸学生的特点[A]//世界中医药学会联合会第三届世界中医药教育大会论文集[C].世界中医药学会联合会,2013:4.

[24]ANIVISA. Resolução Da Diretoria Colegiada ：RDC N° 21 De 25 De Abril De 2014 [DB/OL]. （2014-04-15）[2022-08-13]. https：//bvsms. saude. gov. br/bvs/saudelegis/anvisa/2014/rdc0021_25_04_2014. pdf.

[25]ANIVISA. Resolução Da Diretoria Colegiada：RDC N° 280 De 16 De Abril De 2019 [DB/OL]. （2019-04-16）[2022-08-13]. https：//bvsms. saude. gov. br/bvs/saudelegis/anvisa/2019/rdc0280_16_04_2019. pdf.

[26]赵浩如.论草药药品的基本特征及其注册类型[J].中国药事,2011,25（1）:25-28.

[27]吴颖雄.新《药品管理法》中中药管理条款探析[J].中国卫生事业管理,2020,37（10）:747-749.

[28]张奇.世界卫生组织传统药监管合作[R].北京:国家中药科学监管大会,2022.

[29]贺葵邦,李晓芳,白菊,等.2022年版《中国药典》一部中药外用制剂分析[J].中成药,2022,44（8）:2645-2650.

[30]徐昕怡.对中国药典国际协调的探讨和思考[J].中国药事,2019,33（12）:1356-1364.

[31]洪新昌."一带一路"建设下中医药文化国际传播的困境与路径研究[D].哈尔滨:黑龙江中医药大学,2021.

后　记

　　当前，着眼国家"一带一路"倡议、健康中国战略、乡村振兴战略及中医药产业发展需求，深入落实习近平总书记关于发展中医药的重要指示精神，认真贯彻党中央、国务院关于加快"一带一路"倡议、健康中国、乡村振兴等战略的实施和中医药产业发展的一系列政策要求，围绕服务"一带一路"建设、服务健康中国战略，按照开放合作、促进贸易、传播文化的思路，促进中医药传承创新、文化交流、经贸合作，全力加快中医药产业"绿色、道地、高质量"发展。

　　近年来，随着中国和巴西之间的贸易活动日益频繁，中医药在巴西市场的需求也逐渐增加。然而，中医药在巴西市场的地位仍然存在争议。本书旨在探讨中医药对巴西贸易的发展历程、现状及未来趋势，通过了解、把握巴西天然药物（中草药）注册管理及中医管理的政策法规，提出解决中医药进入巴西市场面临政策法规壁垒的对策。

　　自20世纪90年代以来，中医药在巴西逐渐受到关注。最初，中医药主要通过华人社群在当地传播，后来逐渐进入巴西主流市场。2004年，中国和巴西签署了《关于加强中医药领域合作的谅解备忘录》，标志着两国在中医药领域的合作正式展开。此后，中医药在巴西的传播和应用得到了进一步的发展。

　　感谢甘肃中医药大学2023年教学研究与改革项目"习近平文化思想融入高校课程思政教学研究"（ZHXM-202311）、国家中医药管理局2024年度深化医改中医药政策研究自选课题"西北地区中医服务能力提升现状、评价及优化对策研究——以甘肃省为例"（YGZXKT2024369）、甘肃中医药大学2023年研究生教育教学研究与改革项目"研究生心理健康问题的影响因素与对策研究"（309107030101）、甘肃省高等学校创新基金项目"新时代甘肃省健康产业发展助推乡村振兴战略政策体系建设研究"（2022A-074）、2021年甘肃中医药大学科学研究与创新基金项目"'一带一路'国家中医药文化传播现状、评价及其优化策略研究——以甘肃中医药大学为例"（2021KCZD-6）、甘肃中医药大学2021年度马克思主义理论与思想政治理论及哲学社会科学研究课题"新时代高校思政课教师考核评价体系建设研究——以甘肃中医药大学为例"（2021SZSK-3）、"甘肃发展普惠性居家养老服务对策研究"（2021SZSK-5）、四川中医药文化协同发展研究中心2020年课题"中医药文化的海外传播评价及其优化策略研究"、2024年筑牢中华民族共同体意识宣传教育专项研究课题"铸牢中华民族共同体意识宣传教育的重大意义、基本特征与实践路径研究（高校组第2项）"、2024年甘肃省反邪教工作工作研究课题"青少年学生群体防范抵御邪教的发展态势、综合评价和优化路径研究（GSFX[2024]010084）"等科研项目的大力支持和资助。编写过程中参考、引用了相关著作、论文等研究成果，因篇幅所限，恕未能详尽列出，在此一并致谢。

　　由于水平所限，疏漏难免，恳请大家批评指正！

作　者

2024年4月